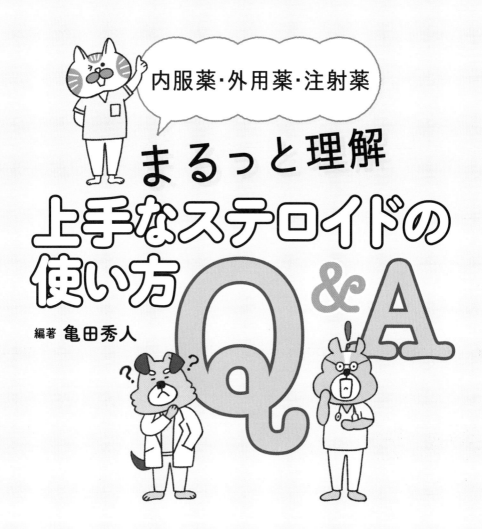

序　文

　副腎皮質ステロイド（コルチコステロイド：corticosteroids）は「ステロイド」との略称が広く人口に膾炙しているが，免疫・炎症の制御に用いられているのは「グルココルチコイド：glucocorticoids（GC）」である．臨床応用から 70 年以上が経過し，作用が多岐にわたる GC とは対極にある分子標的薬（生物学的製剤や一部の免疫抑制薬）の開発が日進月歩であるにもかかわらず，今なお多くの免疫・炎症性疾患における第一選択薬として GC が用いられている．その理由は迅速な効果発現と高い臨床的奏効率が短期的には副作用リスクを凌ぐからである．そのように卓越した有効性を支えているのは作用機序以上に数 mgから数百 mg までの範囲で投与できる柔軟性であり，費用負担の面からも短期的には他の追従を許さない．

　そして長期的なリスク・ベネフィットバランスを最適化する投与法も次第に国内外で普及しつつある．それは「橋渡し：bridging」療法としての GC 使用である．初期治療において必要十分量の GC を，しかもその後の急速な減量を可能にするために必要な（しばしば複数の）免疫抑制（修飾）薬・生物学的製剤と併用し，遅くとも半年以内にはプレドニゾロン換算で 5 mg/ 日以下とし，その後可能なら中止するというものである．

　編者は GC の研究グループを統括していた市川陽一先生のもとで医療人としてのスタートを切り，多くの敬愛する先輩諸兄と議論しながら GC の最適な使用法を模索してきた．少々勇み足かと不安になった時期もあったが，現在では海外のガイドラインと編者らの治療法に差異がみられなくなっている．

　本書は Q&A 方式で，日常診療での疑問に可能な限り，しかも簡潔に答えることを主眼として編集された．多忙な日々のなかで執筆してくださった仲間の先生方，辛抱強く対応してくださった診断と治療社の皆様に心より感謝を申し上げ，本書が診療の最前線で患者さんと向き合っている多くの医療人にとって，そしてその結果として患者さんの Quality of Life の最大化に少しでも役立つことができればと願っている次第である．

2025 年 4 月

亀田秀人

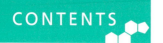

序文 .... 亀田秀人 iii

執筆者一覧 viii

Part 1　ステロイド処方の基本

●ステロイドとはそもそも何者なのか
- Q1　どんなときにステロイドを使いますか？ .... 亀田秀人　2
- Q2　コルチゾールの分泌と概日リズムはどうなっていますか？
  .... 平田絢子　4
- Q3　ステロイド製剤にはどのような種類があるのですか？　久次米吏江　7

●ステロイドの作用機序
- Q4　ステロイドに関連する受容体はどのようなものでしょうか？
  .... 平田絢子　11
- Q5　グルココルチコイドの生理作用は何ですか？ .... 平田絢子　17

●ステロイドの薬物動態（経口薬・注射薬・外用薬）
- Q6　ステロイドの使い分けはどのように行っていますか？
  .... 今泉ちひろ　20
- Q7　ほかの治療薬との組み合わせで作用は増減するのですか？
  .... 今泉ちひろ　23

●ステロイドの副作用が多様である理由
- Q8　ステロイドで副作用が出るのは過量であったから，という理解で正しいですか？ .... 小倉剛久　26
- Q9　ステロイド投与で，ほかのホルモン分泌にどのような影響が起こり得ますか？ .... 小倉剛久　29

Part 2　ステロイドの副作用対策

●ステロイド開始時のスクリーニング
- Q10　ステロイド開始時のスクリーニング検査にはどのようなものがありますか？ .... 武中さや佳　36

Q11 ステロイド開始時に予防投与として何が必要なのですか？

.... 武中さや佳　40

●**ステロイド投与中の副作用モニタリング**

Q12 ステロイド投与中の副作用モニタリングはどのように

行っていますか？ .... 武中さや佳　44

●**感染の予防と対処**

Q13 ステロイドによる感染症の誘発，感染症の増悪は

なぜ起こるのですか？ .... 峰岸靖人　47

●**骨粗鬆症・骨壊死の予防と対処**

Q14 ステロイドによる骨粗鬆症はなぜ起こるのですか？ .... 伊東秀樹　53

Q15 ステロイドによる無菌性骨壊死はなぜ起こるのですか？　伊東秀樹　56

●**消化器症状の予防と対処**

Q16 ステロイド潰瘍はなぜ起こるのですか？ .... 久次米吏江　59

Q17 消化管カンジダ症はなぜ起こるのですか？ .... 髙倉悠人　63

●**精神症状の予防と対処**

Q18 ステロイドによる精神症状はなぜ起こるのですか？ .... 峰岸靖人　65

●**高血圧の予防と対処**

Q19 ステロイドによる血圧上昇はなぜ起こるのですか？ .... 伊東秀樹　72

●**動脈硬化，脂質異常症の予防と対処**

Q20 ステロイドによる脂質異常はなぜ起こるのですか？ .... 今村宗嗣　74

Q21 ステロイドによる血栓症はなぜ起こるのですか？ .... 亀田秀人　78

●**耐糖能異常の予防と対処**

Q22 ステロイド糖尿病はなぜ起こるのですか？ .... 久次米吏江　80

●**白内障・緑内障の予防と対処**

Q23 ステロイド緑内障はなぜ起こるのですか？ .... 今村宗嗣　84

Q24 ステロイド白内障はなぜ起こるのですか？ .... 今村宗嗣　88

●副腎不全の予防と対処
Q25 ステロイドによる離脱症候群はなぜ起こるのですか？ ⸺ 髙倉悠人　93

●患者とのリスクコミュニケーション
Q26 飲み忘れや飲めなくなったときの対応やステロイドカバーは
何ですか？ ⸺ 前澤怜奈　95

Q27 妊娠・授乳中のステロイド投与は大丈夫でしょうか？ ⸺ 前澤怜奈　101

Q28 ステロイド加療中に予防接種を受けてよいのでしょうか？
⸺ 前澤怜奈　108

Q29 ムーンフェイス（満月様顔貌）はなぜ起こるのですか？
⸺ 髙倉悠人　114

Q30 小児への投与上の注意点は何でしょうか？ ⸺ 今泉ちひろ　116

Q31 高齢者の服用にあたっての注意点は何でしょうか？ ⸺ 今泉ちひろ　119

Q32 ステロイドによる月経異常はなぜ起こるのですか？ ⸺ 髙倉悠人　121

Q33 ステロイドミオパチーはなぜ起こるのですか？ ⸺ 今泉ちひろ　123

Part 3　アレルギーその他疾患の診療に必須の診察方法・手順

●処方総論
Q34 ステロイドは悪性腫瘍に影響しないのですか？ ⸺ 髙倉悠人　126

Q35 ステロイドの薬剤間の対応量はどのように決めますか？
⸺ 亀田秀人　128

Q36 ステロイドの作用機序はどこまでわかっていますか？ ⸺ 小倉剛久　130

Q37 疾患によって，期待するステロイドの作用はどのように
異なりますか？ ⸺ 小倉剛久　137

Q38 ステロイドの強さの違いはありますか？ ⸺ 前澤怜奈　142

Q39 皮膚外用薬の種類と特徴はどのようなものですか？ ⸺ 前澤怜奈　148

Q40 ステロイドと併用禁忌および併用にあたって注意すべき薬剤は
何ですか？ ⸺ 小倉剛久　154

Q41 ステロイド投与が有効とされる感染症とその理由は何ですか？

今泉ちひろ　161

Q42 内服の単回投与・分割投与・隔日投与の違いは何ですか？

今泉ちひろ　164

Q43 経口薬と注射薬では効果が違うのでしょうか？　峰岸靖人　167

Q44 ステロイドパルス療法はどんなときに行うのでしょうか？

峰岸靖人　170

Q45 ステロイドの初期量はどのくらい続けるのでしょうか？

亀田秀人　174

Q46 ステロイドの初期量からさらに増量することはありますか？

亀田秀人　176

Q47 ステロイドの減量はどうすればよいのでしょうか？　亀田秀人　178

Q48 ステロイドの減量中に再燃したらどうするのですか？　亀田秀人　181

Q49 ステロイドの中止は可能なのでしょうか？　小倉剛久　183

Q50 コルチゾールの概日リズムに合わせた投与について

教えてください　小倉剛久　189

附録　主なステロイド薬一覧　196　/　索引　212

執筆者一覧

編 集

亀田　秀人　　東邦大学医学部内科学講座膠原病学分野（大橋）

執筆者一覧

（執筆順）

亀田　秀人　　東邦大学医学部内科学講座膠原病学分野（大橋）

平田　絢子　　東邦大学医学部内科学講座膠原病学分野（大橋）

久次米吏江　　東邦大学医学部内科学講座膠原病学分野（大橋）

今泉ちひろ　　東邦大学医学部内科学講座膠原病学分野（大橋）

小倉　剛久　　東邦大学医学部内科学講座膠原病学分野（大橋）

武中さや佳　　東邦大学医学部内科学講座膠原病学分野（大橋）

峰岸　靖人　　東邦大学医学部内科学講座膠原病学分野（大橋）

伊東　秀樹　　東邦大学医学部内科学講座膠原病学分野（大橋）

髙倉　悠人　　東邦大学医学部内科学講座膠原病学分野（大橋）

今村　宗嗣　　東邦大学医学部内科学講座膠原病学分野（大橋）

前澤　怜奈　　東邦大学医学部内科学講座膠原病学分野（大橋）

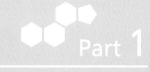

Part 1
ステロイド処方の基本

Part 1　ステロイド処方の基本

● ステロイドとはそもそも何者なのか

　どんなときにステロイドを使いますか？

> **Answer**
> 炎症反応や免疫反応を迅速に抑制すべきときに使います．

Points

- ☑ ステロイドの特徴は抗炎症作用と免疫抑制作用を併せもつことであり，中等量以上では両者とも強力である．
- ☑ アレルギー性または急性発作性の免疫・炎症反応を鎮静する場合には単回投与から1週以内の短期的使用が通例である．

解説

　ステロイドは，免疫反応と炎症反応を同時に抑制することで，迅速かつ高確率に免疫介在性炎症性疾患（immune-mediated inflammatory disease：IMID）やアレルギー疾患をコントロールする場合に用いられる[1]．したがって，自己免疫疾患では第一選択薬となり，自己炎症性疾患における有効性は限定的である．急性アレルギー疾患であれば，単回投与から1週以内の短期的使用で十分である．非ステロイド性抗炎症薬（non-steroidal anti-inflammatory drugs：NSAIDs）でコントロールできない急性炎症（たとえば，痛風・偽痛風などの結晶性関節炎）に対しても強力な抗炎症効果のみを期待して短期的に使用する．また，Q41に記載されているように，重症感染症において致命的な免疫・炎症反応を制御するために，病原体に対する適切な化学療法にステロイドを併用することもある[2]．腫瘍に対する作用についてはQ37を参照されたい．

処方例

（1）IMID による主要臓器または多臓器病変を認め，差し迫った生命や臓器後遺症の危険が予想される場合

メチルプレドニゾロンコハク酸エステルナトリウム（ソル・メドロール®）1回 1,000 mg 1日1回（点滴静注，3日間）．

続いてプレドニゾロン（プレドニン®）1回4錠1日3回（毎食後，治療4日目より）．

（2）NSAIDs 軽快しない結晶性関節炎

プレドニゾロン1回2錠1日2回（朝夕食後，2日間）．

続いてプレドニゾロン1回2錠1日1回（朝食後，2日間）．

続いてプレドニゾロン1回1錠1日1回（朝食後，2日間で終了）．

■ 文献

1) Cain DW, Cidlowski JA: Immune regulation by glucocorticoids. *Nat Rev Immunol* 2017; **17**: 233–247.
2) 亀田秀人：ステロイド経口剤・注射剤. 薬局 2021；**72**：22–25.

（亀田秀人）

ステロイドとはそもそも何者なのか　3

| Part 1　ステロイド処方の基本

● ステロイドとはそもそも何者なのか

Q2　コルチゾールの分泌と概日リズムはどうなっていますか？

Answer

健康人ではコルチゾールは，6時から9時にかけピークとなり，12時間から16時間かけて徐々に低下していきます．20時から翌2時に最低値となります．

Points

☑ コルチゾールの分泌も概日リズム（サーカディアンリズム）で調節されている．

解説

1　概日リズムとは

　血中のホルモン濃度は一定ではなく，変動している．性周期のように28日周期でホルモン分泌が変動する場合もあるが，多くのホルモン濃度は24時間周期で変動する．約24時間周期で細胞活動が変化する概日リズムは，内因性リズムは視床下部の視交叉上核（suprachiasmatic nucleus：SCN）にある統合中枢からの刺激や，睡眠周期，明暗周期や接触など外因性刺激により同調する[1]．概日リズムは体内時計ともいわれ，生体機能を昼夜変化に同調させ，その時間的秩序を維持して，生体恒常性を保つ．

2 具体的な日周期リズム

　健康人の体温や血中ホルモンレベルを連続して測定すると，24 時間周期の変動がみられる．直腸温は午前から午後にかけて上昇し，16 時頃に最高値に達した後，徐々に低下していき，4 時頃最低値をとる．健康人では，コルチゾールは 6 時から 9 時にかけピークとなり，12 時間から 16 時間かけて徐々に低下していき，20 時から翌 2 時に最低値となる[2, 3]（詳細は Q50 図 1 参照）．

　コルチゾールは深部体温リズムによって調節されており，たとえば深部体温は睡眠直前から低下し始め，メラトニンの分泌が始まる．睡眠前半には成長ホルモンの分泌があり，睡眠後半から目覚める時間にかけ，コルチゾールが分泌される．体温低下やメラトニンの分泌は睡眠の導入を用意し，成長ホルモンの分泌により睡眠中に細胞分化や成長が促進される．睡眠中は外部からエネルギー源が供給されないため，コルチゾールは糖新生を促進することにより，早朝の低血糖値を防ぐ[1]．

3 超日リズム（ウルトラディアンリズム）とは

　このような概日リズムの変化に加え，多くのホルモンは数十分から数時間間隔のパルス状分泌（超日リズム）も生じる．副腎皮質刺激ホルモン（adrenocorticotropic hormone：ACTH），コルチゾール以外にも，ゴナドトロピンや成長ホルモンがパルス状分泌を生じることが知られている[1]．

　また，体内時計，交感神経系およびグルココルチコイドがリンパ球のリンパ器官への集積を誘導して，免疫応答機能を高める働きがあることも知られている[4]．

ステロイドとはそもそも何者なのか　5

■ 文献

1) 本間研一（監），大森治紀，大橋俊夫（総編集）：標準生理学 第9版，925-929，963，医学書院，2019.
2) Becker DE: Basic and clinical pharmacology of glucocorticoids. *Anesth Prog* 2013; **60**: 25-32.
3) Czock D, Keller F, Rasche FM, *et al*: Pharmacokinetics and pharmacodynamics of systemically administered glucocorticoids. *Clin Parmacokinet* 2005; **44**: 61-98.
4) Shimba A, Ejima A, Ikuta K: Pleiotropic effects of glucocorticoids on the immune system in circadian rhythm and stress. *Front Immunol* 2021; **12**: 706951.

（平田絢子）

Part 1 ステロイド処方の基本

● ステロイドとはそもそも何者なのか

 ステロイド製剤にはどのような種類があるのですか？

①グルココルチコイド作用やミネラルコルチコイド作用の強さ，②作用時間の長さ，③リン酸エステル型かコハク酸エステル型か（注射薬）により分類されます．

Points

- ☑ 各ステロイド製剤のコルチコイド作用と作用時間別の特徴を理解する．
- ☑ アスピリン喘息患者にはコハク酸エステル型ステロイドは禁忌である．

解説

ステロイド製剤の治療効果は，主にグルココルチコイド作用である抗炎症作用や免疫抑制作用によるものである．ステロイドは，コルチゾールをもとに，グルココルチコイド作用を強化し，ミネラルコルチコイド作用を弱めるように開発された（表1）．ステロイドの作用時間別の特徴を表2に示す．

表1 グルココルチコイドとミネラルコルチコイドの主な作用と副作用

グルココルチコイド	作用	糖代謝，脂質代謝，骨代謝，免疫抑制，抗炎症作用など
	副作用	高血糖，脂質異常，骨粗鬆症，易感染性など
ミネラルコルチコイド	作用	Na再吸収，K排泄促進など
	副作用	高ナトリウム血症，低カリウム血症，浮腫，高血圧など

ステロイドとはそもそも何者なのか 7

表 2　ステロイドの作用時間別の特徴

作用時間	特徴
短時間型	ステロイドカバーには最適であるが，ミネラルコルチコイド作用が強いため，免疫抑制・抗炎症作用を目的とした治療には適さない．アレルギー治療に用いられることもある．
中間型	膠原病や悪性腫瘍など標準的治療に最も多く使われる．ミネラルコルチコイド作用は短時間型と同等もしくはやや弱い程度で，大量投与時には副作用に注意が必要である．
長時間型	グルココルチコイド作用が強い．ミネラルコルチコイド作用はほとんどない．長期投与の際に，短時間型より副作用が顕著に発現しやすい．

1　短時間型：ヒドロコルチゾン，コルチゾン

　コルチゾールは内因性グルココルチコイドである．ヒドロコルチゾン（コートリル®）やコルチゾン（コートン®）はステロイド長期投与患者に対して，ステロイドカバー（手術や感染などに伴うストレスに対する急性副腎不全の予防対策）を行う際に用いられる．投与量は侵襲の程度による．グルココルチコイド作用に加え，ミネラルコルチコイド作用も強く有するため，膠原病などの治療には不向きである．副腎不全の補充療法によく使われる．

2　中間型：プレドニゾロン，prednison，メチルプレドニゾロン，トリアムシノロン

　わが国ではプレドニゾロン（プレドニン®），欧米では prednison（本邦未承認）が，半減期が適度なためよく使われる．プレドニゾロンはコルチゾールの 4 倍のグルココルチコイド作用がある．プレドニゾロンなどが効かない場合，同力価のほかのステロイドに変更することで，効果を示すことがある．メチルプレドニゾロン（メドロール®）は，グルココルチコイド作用がコルチゾールの 5 倍で，ミネラルコルチコイド作用はプレドニゾロンに比べて弱いため，ステロイドパルス療法などの超大量投与が可能である（グルココルチコイド活性に基づく対応表は Q35 表 2 参照）．

表3　ステロイドの適応症と成人1日量

適応症	成人1日量
副腎不全 ステロイド離脱症候群	ヒドロコルチゾン15〜20 mg（維持量），ストレス時には必要に応じて増量
関節リウマチ	PSL 7.5 mg以下
軽症膠原病	PSL 5〜20 mg（0.07〜0.3 mg/kg）
膠原病諸疾患（特に重要臓器障害に対して）	PSL 30〜60 mg（0.5〜1 mg/kg）
悪性腫瘍（白血病，悪性リンパ腫など）	PSL 30〜60 mg
頭蓋内圧亢進症	デキサメタゾンで8〜20 mg/日などを短期間
ショック・急性副腎不全，喘息重積状態，重症感染症	ヒドロコルチゾン100〜1,000 mgなど
新型コロナウイルス感染症（COVID-19）	デキサメタゾン6 mgを10日間
ステロイド治療中の手術時のステロイドカバー	ヒドロコルチゾン100 mg，手術日から3日（小手術は1日）
多くの皮膚疾患	各種皮膚外用薬　1日1〜数回
各種関節炎（注射療法）	トリアムシノロンまたはメチルプレドニゾロン懸濁液を関節腔内注射
軟部組織の炎症（注射療法）	同上，局所注射．局所麻酔薬との混注も可
薬物アレルギー，種々の皮膚疾患，ネフローゼ，潰瘍性大腸炎，亜急性甲状腺炎，自己免疫性肝炎，間質性肺疾患，気管支喘息，溶血性貧血，特発性血小板減少性紫斑病，悪性腫瘍末期（対症的），神経疾患（多発性硬化症，ギラン・バレー症候群，重症筋無力症），川崎病（一部）	PSL 10〜30 mg（※40〜60 mg程度必要なことも多い疾患）

PSL：プレドニゾロン．
（伊豆津宏二，他（編）：今日の治療薬（2024年版），南江堂，284より適応症と成人1日量抜粋）[2]

3　長時間型：デキサメタゾン，ベタメタゾン

　デキサメタゾン（デカドロン®）とベタメタゾン（リンデロン®）はコルチゾールの20〜30倍のグルココルチコイド作用を有するが，ミネラルコルチコイド作用はほとんどないため，メチルプレドニゾロン同様，ステロイドパルス療法が可能である．

ステロイドとはそもそも何者なのか　9

4 注射薬

注射薬は，コハク酸エステル型ステロイド（ソル・コーテフ®，ソル・メドロール®，水溶性プレドニン®），リン酸エステル型ステロイド（水溶性ハイドロコートン®，リンデロン®，デカドロン®）に分類される．

アスピリン喘息患者では，コハク酸エステル型ステロイドは急速静注で発作が誘発されるため禁忌である．リン酸エステル型ステロイドは使用できるが，添加物に対する過敏症が起こることもあるため，急速静注せずに点滴でゆっくりと投与する．内服ステロイド製剤は，非エステル構造であり，過敏症状は極めて起こりにくい[1]．

処方例 （1） 各ステロイドの適応症と成人1日量を表3に示した．

文献

1) 堀口高彦，志賀守：特集 気管支喘息診療の進歩 2014 Topic5 修飾因子．日呼吸誌 2014；**3**：186-193．
2) 伊豆津宏二，今井靖，桑名正隆，他（編）：今日の治療薬（2024年版），第46版，副腎皮質ステロイド，280-293，南江堂，2024．

参考文献

・Van der Goes, MC, Jacobs JWG: Glucocorticoid Therapy. In: Firestein GS, Budd RC, Gabriel SE (eds), *Firestein Kelley's Textbook of Rheumatology*, 11th, 985-1006, Elsevier, Philadelphia, 2021.

（久次米吏江）

Part 1 ステロイド処方の基本

ステロイドの作用機序

Q4 ステロイドに関連する受容体はどのようなものでしょうか？

Answer
グルココルチコイド受容体（GR）により種々の作用を起こします．

Points
- ☑ ステロイドはグルココルチコイド受容体（GR）を介して，抗炎症作用，抗免疫作用を発揮する．

解　　説

1　グルココルチコイド受容体（GR）とは

　ステロイドは，種々のメカニズムにより多くの抗炎症，抗免疫作用を有することが知られている．

　グルココルチコイド受容体（glucocorticoid receptor：GR）は，5番染色体長腕（5q31-32）に存在する単一の nuclear receptor subfamily 3 group C member 1（*NR3C1*）遺伝子座から GRα と GRβ の2つの転写バリアントが同定されている[1]．

　多くの効果は核内の GR を介する（genomic effect）が，GR を介さない作用（non-genomic effect）もあると考えられている（表1）．GR を介さない作用に関しては，まだ詳しく解明されていない．

　GR を介する作用は，mRNA の転写と翻訳の時間を要するため，組織や臓器への影響は数時間から数日かかる．100～1,000 の遺伝子が，アップレギュ

表1　グルココルチコイド作用の分子機構

機序	分子機序	細胞機序
Genomic mechanisms 転写活性	GR と GREs の相互作用 GR と転写因子の相互作用 (→ CBP → acetylation of core histones → increased gene transcription)	抗炎症，免疫抑制効果 　Induction of anti-inflammatorycytokines 　(e.g. IL-10, TGFβ) 　Induction of cytokines receptors 　(e.g. IL-1RII, IL-10R, TGFβR) 　Induction of proapoptotic factors 代謝効果 　Induction of PEPCK, TAT (gluconeogenesis) 　mobillsation of amino and fatty acids 抗増殖活性 　Induction of p21^{cip1} (e.g. renal mesangial cells) 　Induction of MKP-1 (e.g. osteoblasts) Other effects 　antiapoptotic effect (e.g. induction of c-IAP2) 　up-regulation of β_2-receptors
転写抑制	GR と nGREs の相互作用 GR と転写因子の相互作用 AP-1, NF-κB の抑制 　→ CBP associated HAT activity ↓ 　→ Inhibition of histone acetylation 　→ decreased gene transcription	抗炎症，免疫抑制効果 suppression of: 　cytokines (e.g. IL-1, IL-2, IL-6, IL-12, IFN-γ) 　chemokines (e.g. MCP-1, IL-8, eotaxin) 　receptor expression (e.g. IL-2R) 　adhesion molecules 　　direct (e.g. ICAM-1, E-selectin) 　　indirect via cytokine/chemokine suppression (e.g. of IL-1β, TNF-α) 　inflammatory enzymes (e.g. COX-2, cPLA2, iNOS) 　T cell proliferation (e.g. via IL-2 ↓) Other effects 　視床下部−松果体−副腎系の抑制 　suppression of osteocalcin 　suppression of matrix metalloproteinase
転写後修飾	mRNA stabillity 修飾 (shortening of the poly (A) tail)	Suppression of COX-2, MCP-1, iNOS

表1つづく

表 1 のつづき

翻訳	ribosomal proteins and translation initiation factors 抑制	
翻訳後	プロセッシング，分泌	
Nongenomic mechanisms 特異的 古典的 GR	細胞質内の相互作用（possibly via components of the GR-multiprotein complex)	cPLA2 抑制（via src/annexin-1）

3 次元 CAM 構造（possibly via annexin-1) |
| 非古典的 GR | membrane GR との相互作用 other receptors との相互作用 | アポトーシスを誘導 May induce IP_3, Ca^{2+}, protein kinase C, cAMP, MAPK |
| 非特異的 | グルココルチコイドが細胞膜を溶解する，変化 → physicochemical membrane properties （fluidity, 'membrane stabilisation') → activity of membrane associated proteins | |

AP-1：活性化蛋白 1, CAM：細胞接着分子, cAMP：環状アデノシンーリン酸, CBP：CREB 結合蛋白質, cIAP2：cellular inhibitor of apoptosis, COX：シクロオキシゲナーゼ, $sPLA_2$：細胞質ホスホリパーゼ A_2, GR：グルココルチコイド受容体, GRE：グルココルチコイド応答領域, HAT：ヒストンアセチルトランスフェラーゼ, ICAM：細胞間接着分子, IFN：インターフェロン, IL：インターロイキン, iNOS：誘導型 NO 合成酵素, IP_3：イノシトールトリスリン酸, MAPK：マイトジェン活性化蛋白質キナーゼ, MCP-1：monocyte chemoattractant protein 1, MKP-1：MAP キナーゼホスファターゼ 1, mRNA：メッセンジャーRNA, NF-κB：核内因子 κB, nGRE：ネガティブ GRE, PEPCK：ホスホエノールピルビン酸カルボキシキナーゼ, TAT：チロシンアミノトランスフェラーゼ, TGFβ：トランスフォーミング増殖因子β, TNF：腫瘍壊死因子.

(Czock D, *et al*: Pharmacokinetics and pharmacodynamics of systemically administered glucocorticoids. *Clin Parmacokinet* 2005; **44**: 85)

レーションまたはダウンレギュレーションされると考えられている[1].

　GRα と GRβ が存在するが，GRβは各組織での発現量が GRα に対して圧倒的に少なく，グルココルチコイドと結合せず，グルココルチコイドへの関与はまだ解明の途中のため，以下は GRαに関する言及となる．

　GRαは，リガンド結合（標的蛋白質上の結合部位に結合する）領域，DNA

ステロイドの作用機序　**13**

結合領域と2つの活性機能をもった領域からなる，リガンドを調節する核内受容体の1つである．

活性化されていないGRは，2つの熱ショック蛋白質分子（HSP90）を含む多重複合蛋白質の入っている細胞質に存在している．この複合体の分子には，イムノフィリン，HSP70，p23，Srcチロシンキナーゼなども含まれている．

2 グルココルチコイドとグルココルチコイド受容体（GR）の複合体の作用

グルココルチコイドは，細胞膜から受動輸送により細胞内に取り込まれ，GRαのリガンド結合部と結合する（図1）．この結合によりグルココルチコイド–GR複合体が形成されると，3次構造が変化し，HSP90，HSP70などの多重複合蛋白質が複合体より離れる．そうするとグルココルチコイド–GR複合体が核膜孔複合体を通過し，核内へ移行する．核内に移行後，二量体となることで，DNAのグルココルチコイド応答領域（glucocorticoid response element：GRE）が応答し，DNAの転写の活性化や抑制が起きる．このグルココルチコイド–GR複合体の転写活性は，細胞内でコアクチベーター，コリプレッサー，GRのリン酸化により調整される．

加えて，単量体のGRは炎症性転写因子の核内因子κB（nuclear factor-kappa B：NF-κB）と活性化蛋白質1（activator protein 1：AP-1）をDNA結合と独立して抑制する．後者のメカニズムは，GREに反応していないグルココルチコイドにたくさんの炎症性遺伝子が抑制されていることを示唆している．

GREは，GR単量体2つの結合部を含むパリンドローム配列〔3つの塩基を挟んで互いに反対方向に並んだ6つの塩基配列の繰り返し（5'-XXTA-CAXXXTGTTCT-3'）〕である．DNAに結合後，グルココルチコイド–GR単量体は転写促進環状アデノシンーリン酸応答配列結合蛋白質（cAMP response element-binding protein：CREB）結合蛋白質（CREB binding protein：CBP／p300）と結合し，二量体に変化し，遺伝子の転写を開始する．CBPはヒストンのアセチル化（histone acetyltransferase：HAT）を活性化し，ヒストンのアセ

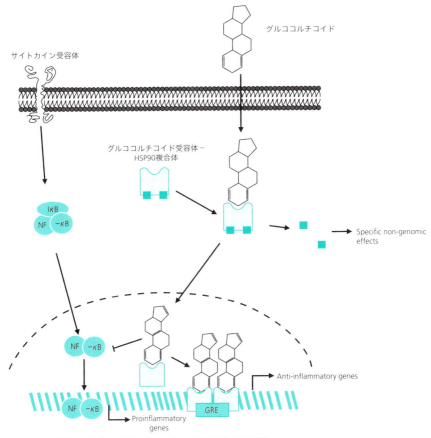

図1 ヒト細胞におけるグルココルチコイドのゲノム機構

HSP90：熱ショック蛋白質90，IkB：inhibitor of NF-κB，NF：核内因子，GRE：グルココルチコイド応答領域.
(Czock D, et al: Pharmacokinetics and pharmacodynamics of systemically administered glucocorticoids. Clin Parmacokinet 2005; **44**: 74)

チル化と連続したDNAの機能発現により，抗炎症遺伝子の発現を促進できる．

腫瘍壊死因子（tumor necrosis factor：TNF）-αやインターロイキン（interleukin：IL）-1βのような組織の細胞に炎症反応を引き起こす反応は，細胞内のNF-κBとAP-1により細胞内で調節される．炎症の後期相では，NF-κBは炎症を抑える役割ももち合わせている．

グルココルチコイドは，NF-κB と AP-1 との相互作用により，遺伝子の転写を抑制する．両者と GR は，互いにそれぞれの転写能力を抑制する．炎症促進因子 p65-CBP HAT 複合体へのアセチル化されたヒストンの集合体（histone deacetylase：HDAC）の補充は特定のヒストンや DNA 転写を抑制し，炎症促進遺伝子の転写を抑制する．

　Inhibitor of NF-κB（IκB）または HDAC の誘導は，グルココルチコイドの長期抗炎症効果として作用するかもしれない．

　蛋白質の合成は mRNA の安定性と半減期により，作用の期間を制御されている．加えて，グルココルチコイドはリボソーム蛋白質と転写開始因子の発現レベルも抑制するかもしれない．

■ 文献

1) Czock D, Keller F, Rasche FM, *et al*: Pharmacokinetics and pharmacodynamics of systemically administered glucocorticoids. *Clin Parmacokinet* 2005; **44**: 61-98.

（平田絢子）

Part 1 ステロイド処方の基本

ステロイドの作用機序

 グルココルチコイドの生理作用は何ですか？

Answer

グルココルチコイドは種々の物質の代謝とともに免疫抑制作用，抗炎症作用を有します．

Points

- 糖，蛋白質，脂質代謝とともに，皮膚，骨，中枢，血圧，免疫，炎症など，幅広い作用をもつ物質である．

解説

グルココルチコイドは，下記の様々な作用をもっている．

(1) **糖代謝**：糖新生．新生に関与する多くの酵素（肝臓のグルコース -6- ホスファターゼ，ホスホエノールピルビン酸カルボキシキナーゼなど）の合成を促進させ糖新生を促進する．筋肉と脂肪細胞においてグルコース取り込みを抑制し，インスリン抵抗性を誘導，血糖値を上昇させる．

(2) **蛋白質代謝**：蛋白質の合成抑制，分解促進．生成されたアミノ酸は肝臓での糖新生に利用される．

(3) **脂質代謝**：中性脂肪の合成抑制，脂肪分解促進，遊離脂肪酸とグリセロールの産生増加．グリセロールは肝細胞で糖新生に利用される．

(1)〜(3)の作用により，長期服用した場合，中心性肥満，ムーンフェイス（満月様顔貌），バッファローハンプ（水牛様脂肪沈着），腹部の赤色皮膚線条，四肢の脂肪分解が起きる．

ステロイドの作用機序　17

(4) **免疫抑制，抗炎症作用.** アラキドン酸代謝物の合成と様々な炎症性サイトカインの産生を抑制し，抗炎症作用をもつ．また，T細胞，B細胞の増殖を抑制する．リソソーム顆粒膜の安定化作用ももつ．グルココルチコイド – グルココルチコイド受容体（glucocorticoid receptor：GR）複合体による核内因子 κB（nuclear factor-kappa B：NF-κB）と活性化蛋白質1（activator protein 1：AP-1）の転写因子抑制→アラキドン酸代謝抑制→アネキシンA1合成促進→ホスホリパーゼ A_2（phospholipase A_2：PSA$_2$）抑制，プロスタグランジンE（PGE）合成酵素抑制，シクロオキシゲナーゼ（cyclooxygenase：COX）-2発現抑制の作用を利用して，種々疾患の治療が行われるが，長期服用は感染症のリスクを増大させる．

(5) **骨代謝：骨粗鬆症.** 骨芽細胞の機能抑制，アポトーシス誘導，骨形成サイトカイン産生抑制，破骨細胞誘導，腸管からのCa再吸収を抑制する．

(6) **皮膚，結合組織：皮膚菲薄化.** 皮細胞の増殖抑制，コラーゲン産生を抑制する．

(7) **血圧：血圧上昇.** 血管平滑筋のカテコールアミンやアンジオテンシンⅡに対する収縮作用の感受性を亢進させ，NOに対する拡張作用を阻害することにより，血圧上昇に働く．

(8) **中枢作用：不眠，認知機能低下，感情失禁.** 中枢神経系はグルココルチコイドの標的臓器であり，海馬もその作用部位の1つとなっている．グルココルチコイドは視床下部と下垂体前葉のほか，海馬に作用し，視床下部 - 下垂体 - 副腎皮質系に対し抑制し，負のフィードバックをかける．

　また，グルココルチコイドは海馬のニューロンを破壊する作用をもつと考えられており，情動，記憶に対する作用機序の1つと考えられている．

(9) **成長，発達：小児では低身長となる.** グルココルチコイドは肺サーファクタント合成を刺激し，肺の成熟に必須な働きをもっている．小児では，長期にわたり内服すると，骨，筋肉，結合織に対して異化作用が現れ，骨格系の発達が抑制される．

文献

1) 本間研一（監），大森治紀，大橋俊夫（総編集）：標準生理学 第 9 版，980-981，医学書院，2019.

（平田絢子）

Part 1　ステロイド処方の基本

● ステロイドの薬物動態（経口薬・注射薬・外用薬）

 ステロイドの使い分けはどのように行っていますか？

Answer

ステロイドは全身投与（経口薬・注射薬）と局所投与（吸入薬・外用薬・点眼薬など）を病態によって使い分けます．全身性疾患では経口薬を主体に，疾患ごとに初期投与量・投与スケジュールを検討します．局所投与の適正使用により，ステロイドの全身性副作用を軽減し得ます．

Points

- ☑ 全身性疾患では重症度に応じた経口薬・注射薬を選択する．
- ☑ 経口ステロイド薬は吸収効率がよく，全身性投与では原則として経口薬を選択する．
- ☑ 腸管炎症など，吸収が安定しない病態では注射薬が有効である．
- ☑ 外用薬や吸入薬の局所投与は，局所効果を高め，副作用を軽減する．

解　説

　ステロイドは経口薬，注射薬，外用薬など多くの剤形があり，期待する治療効果や副作用を考慮し病態ごとに選択する必要がある．膠原病をはじめとした自己免疫疾患や，全身の炎症性疾患では，経口薬・注射薬による全身投与を選択する．投与量は対象疾患・重症度により異なるが，全身性疾患の初期治療には，強い免疫・抑制作用を期待し，ステロイドパルス療法が用いられることも多い．ステロイドパルス療法は短期・集中的な大量ステロイド投与により，病態を強く抑制するとともに，その後のステロイド投与量を減らすことも期待さ

れる.

　経口ステロイド薬はバイオアベイラビリティ（生物学的利用能：薬物が全身循環に到達する割合）が約 70～100% と高く，経口薬と注射薬は同量でほぼ同等の作用を示す．このため，膠原病治療をはじめとしたステロイドの全身投与では，経口薬での治療を優先する．ただし，炎症性腸疾患の重症例では，小腸通過時間が短縮することによる吸収障害の可能性が示唆されており，経口薬より注射薬が優先されることがある[1]．腸管浮腫が予想されるネフローゼ症候群においても，注射薬が検討されることがあるが，投与方法・用量について明確な見解は得られていない[2]．副作用では，経口薬で不眠症が，注射薬で高血糖が増える可能性が示されているが，製剤特有の副作用ではなく，効果・副作用のモニタリングが重要である．

　ステロイド局所投与では副作用の発現が投与部位に限局され，全身投与による副作用を軽減することができる．一方，強力な外用薬を長時間・広範囲に投与すると，全身性の副作用が出現することがある．また，剤形に特徴的な副作用にも注意が必要である（表 1）．

表1　剤形に特徴的な副作用

剤形	副作用	対応
外用薬（皮膚）	ざ瘡，多毛，毛細血管拡張，酒さ様皮膚炎，皮膚萎縮	使用部位の限定（患部のみ），投与部位の吸収率に応じたランク調節
吸入薬	嗄声，口腔カンジダ症	うがい
点眼薬	眼圧上昇，緑内障・白内障，感染症	長期使用の回避，定期的な眼圧測定
関節内注射薬	腱損傷，軟骨損傷	頻回穿刺を避ける

処方例　**(1) 関節リウマチ患者**

手指・膝など多関節に炎症のある関節リウマチに対し，メトトレキサート（リウマトレックス®）で治療を開始した．膝関節の炎症が強く，歩行に支障をきたしていたことから，膝関節に対し関節注射を行った．膝関節にトリアムシノロンアセトニド（ケナコルト-A®）を 20 mg を単回投与．

ステロイドの薬物動態（経口薬・注射薬・外用薬）　21

■ 文献

1) 日本消化器病学会（編）：炎症性腸疾患（IBD）診療ガイドライン 2020（改訂第 2 版），BQ3-7 ステロイド（プレドニゾロン，ブデソニド）は CD の寛解導入に有用か？，75-76，南江堂，2020.
2) 成田一衛（監），厚生労働科学研究費補助金難治性疾患等政策研究事業（難治性疾患政策研究事業）難治性腎障害に関する調査研究班（編）：エビデンスに基づくネフローゼ症候群診療ガイドライン 2020，治療アルゴリズム，47-48，東京医学社，2020.

（今泉ちひろ）

Part 1　ステロイド処方の基本

● ステロイドの薬物動態（経口薬・注射薬・外用薬）

Q7 ほかの治療薬との組み合わせで作用は増減するのですか？

代謝経路に応じて作用の減弱・増強が起こり得ます．

Points

- ☑ シトクロム P450 3A4（CYP3A4）を誘導・阻害する薬剤との併用に注意が必要である．
- ☑ 抗結核薬であるリファンピシン（リファジン®）は強い CYP3A4 誘導作用を有し，ステロイドの作用を半減する．
- ☑ キノロン系抗菌薬とステロイド併用による腱障害が指摘されている．

解説

　薬剤として使用される合成ステロイドの代謝には，肝臓に存在するシトクロム P450 3A4（CYP3A4）による C_6 位水酸化が重要である．経口ステロイド薬の代表であるプレドニゾロン（プレドニン®）はメチルプレドニゾロン（メドロール®）やデキサメサゾン（デカドロン®）と比較して代謝の変化を受けにくく，実臨床で相互作用が影響を及ぼす場面は必ずしも多くない．

　実臨床において問題になりやすい併用薬として，結核・非結核性抗酸菌症（nontuberculous mycobacterial infection：NTM）治療に用いられるリファンピシンがある．リファンピシンは強力な CYP3A4 誘導作用を有し，プレドニゾロンを含めた多くの合成ステロイドの血中濃度を低下させる．リファンピシン併用時のステロイド投与量について，明確に定めた推奨はないが，プレドニゾ

ロンで2倍量，デキサメサゾンで5倍量が1つのめやすとされている[1].

そのほか，CYP3A4を介した相互作用をきたし，臨床的に用いられやすい代表的な薬剤を表1に示す[2]．CYP3A4誘導作用は薬剤中止後も1〜2週間続くため，薬剤を中止した場合でも注意が必要である.

薬剤代謝に関連しない相互作用としては，ニューキノロン系薬剤併用時の腱障害があり，高齢者でリスクが高い．ステロイドによる腱細胞の増殖阻害と，キノロン系抗菌薬によるコラーゲン合成阻害・腱細胞の変性が原因として考えられている．ステロイド使用者では易感染性を背景に抗菌薬を処方する機会が多いが，キノロン系薬剤は安易な使用による耐性菌の拡大も懸念されており，抗菌薬の適正使用とともに注意が必要である.

表1　CYP3A4を介した相互作用をきたし臨床的に用いられやすい代表的な薬剤

CYP3A4	ステロイド作用	分類	薬剤
誘導	↓↓	抗結核薬	リファンピシン（リファジン®）
		抗けいれん薬	カルバマゼピン（テグレトール®） フェニトイン（アレビアチン®） フェノバルビタール（フェノバール®）
	↓	エンドセリン受容体拮抗薬	ボセンタン（トラクリア®）
阻害	↑↑	抗真菌薬	イトラコナゾール（イトリゾール®） ケトコナゾール（ニゾラール®） ボリコナゾール（ブイフェンド®）
		抗菌薬	クラリスロマイシン（クラリシッド®，クラリス®）
	↑	抗真菌薬	フルコナゾール（ジフルカン®）
		抗菌薬	エリスロマイシン（エリスロシン®） シプロフロキサシン（シプロキサン®）
		抗不整脈薬	ジルチアゼム（ヘルベッサー®） ベラパミル（ワソラン®）
		免疫抑制薬	シクロスポリン（サンディミュン®，ネオーラル®）

CYP3A4：シトクロム P450 3A4.

（鈴木翔太郎：ステロイドの薬物相互作用．*JOHNS* 2023; **39**: 365-368 より一部改変）

■ 文献

1) 川合眞一：リファンピシン服用者における各種糖質コルチコイド代謝動態の比較．日内分泌会誌 1985；**61**：145-161.
2) 鈴木翔太郎：ステロイドの薬物相互作用． *JOHNS* 2023; **39**: 365-368.

（今泉ちひろ）

Part 1　ステロイド処方の基本

● ステロイドの副作用が多様である理由

 ステロイドで副作用が出るのは過量であったから，という理解で正しいですか？

nswer

> 副作用発現をもって過量と判断するのは正しくありませんが，常に効果と副作用のバランスが最適となるように調節されるべきです．

Points

- ☑ ステロイドによる治療は生理的分泌量を超えた量が投与される．
- ☑ ステロイドは治療必要量であっても，副作用の発現が認められる．
- ☑ 不要な過剰投与や長期投与は避けるべきである．
- ☑ 効果と副作用のバランスが最適となるように調節されるべきである．

解　説

1　治療域と中毒域

　一般に，薬剤の治療効果は治療域と呼ばれる適切な血中濃度範囲で発揮されるが，これを超えると中毒域に入り，副作用が発現する（図1）．治療域は治療効果が十分かつ副作用を最小限とする血中濃度が設定され，投与量が決定される．ただし，治療域においても副作用発現が認められることがある．個々の薬剤に対する感受性や代謝能力などの違い，アレルギーの有無などの個体差や，あるいは治療域と中毒域の接近，治療域が狭いなどといった薬剤自体の特徴に影響されることが多い．

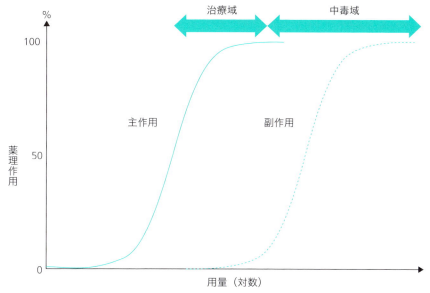
図1　薬物の用量反応曲線

2　ステロイドによる副作用

　ステロイドは生理的に分泌されているホルモンであり，健常人における1日の生理的分泌量はプレドニゾロン（プレドニン®）換算で3 mg/日程度とされる．一方，治療目的で投与される量は，対象疾患や状況に応じてプレドニゾロン換算で5〜1,000 mg/日と幅広く，通常の生理的分泌量を大きく上回る．この結果，過大な生理的作用が引き起こされ，それが主にステロイドによる副作用の原因となる．このため，ステロイドは治療域の設定が困難で，治療必要量であっても，副作用の発現が認められる．

　さらにステロイドの副作用は，高用量や長期間の投与において，より顕著かつ多彩に認められることが多い．また，個々の薬剤感受性や代謝・排泄能力，治療すべき疾患やその重症度，合併症，患者背景，遺伝的素因，またその時点での患者の全身状態などといった要因も副作用の発現に大きな影響を与える．

3　ステロイドの臨床的意義と適正使用

　ステロイド治療は，多くの疾患の生命予後，疾患管理を改善してきた．全身性エリテマトーデス（systemic lupus erythematosus：SLE）の 5 年生存率はステロイド使用前には 50% にも満たない状況であったが，現在では 95% 以上と大きく改善した[1,2]．また，気管支喘息はステロイド吸入によって 20〜50% の死亡率低下がみられ，増悪リスクも低下した[3,4]．現在でも，ステロイドは多くの疾患で不可欠な治療薬として用いられている．

　このように，ステロイドは治療効果が高い一方で，必要な治療量であっても副作用が発現する場合があるため，過量であったから副作用が出るというのは，ある面，間違いではないが，副作用発現をもって過量と判断するのは正しくない．効果を得るためにやむを得ない場合も少なくない．しかしながら，不要な過剰投与や長期投与などは避けるべきで，副作用予防の治療なども組み合わせながら，必要最小限の副作用で抑える投与が必要である．ステロイドの適応，投与量は，個々の状態を踏まえて，常に効果と副作用のバランスが最適となるように調節することが重要となる．

■ 文献

1) Albert DA, Hadler NM, Ropes MW, *et al*: Does corticosteroid therapy affect the survival of patients with systemic lupus erythematosus? *Arthritis Rheum* 1979; **22**: 945-953.
2) Tektonidou MG, Lewandowski LB, Hu J, *et al*: Survival in adults and children with systemic lupus erythematosus: a systematic review and Bayesian meta-analysis of studies from 1950 to 2016. *Ann Rheum Dis* 2017; **76**: 2009-2016.
3) Bucknall CE, Slack R, Godley CC, *et al*: Scottish confidential inquiry into asthma deaths (SCIAD), 1994-6. *Thorax* 1999; **54**: 978-984.
4) Suissa S, Ernst P, Benayoun S, *et al*: Low-dose inhaled corticosteroids and the prevention of death from asthma. *N Engl J Med* 2000; **343**: 332-336.

（小倉剛久）

Part 1 ステロイドの処方の基本

● ステロイドの副作用が多様である理由

Q9 ステロイド投与で,ほかのホルモン分泌にどのような影響が起こり得ますか?

Answer
ステロイドは多彩なホルモンへの影響が示されています.

Points

- ☑ ステロイド投与は主に視床下部や下垂体に対して抑制的に作用し,コルチゾールの分泌は低下する.
- ☑ ステロイドの長期投与は副腎機能の低下や副腎不全のリスクを伴う.
- ☑ 生理的範囲を超えたステロイドは多彩な臓器に影響し,多くのホルモンに対して抑制的に働く.
- ☑ ホルモンへの影響は多彩な副作用と関連する.

解説

　ステロイド投与は,多くの臓器に作用し,ホルモン分泌に直接的な影響を与える(図1).特に視床下部-下垂体系への作用は多くのホルモンに影響を及ぼしている.またステロイドの作用を介して間接的にも影響を与える.

1 コルチゾールの抑制

　コルチゾールは下垂体前葉から分泌される副腎皮質刺激ホルモン(adrenocorticotropic hormone:ACTH)によって刺激される(図2A).さらにACTHの分泌は,視床下部でストレスなどを感知すると分泌が促進される副腎皮質刺激ホルモン放出ホルモン(corticotropin-releasing hormone:CRH)に

ステロイドの副作用が多様である理由　29

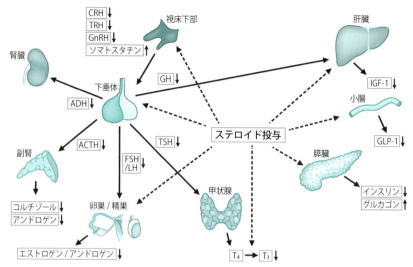

図1 ステロイド投与が及ぼすホルモンへの影響
→：ホルモンの作用，⇢（点線）：ステロイド投与による作用．
CRH：副腎皮質刺激ホルモン放出ホルモン，TRH：甲状腺刺激ホルモン放出ホルモン，GnRH：性腺刺激ホルモン放出ホルモン，ADH：抗利尿ホルモン，ACTH：副腎皮質刺激ホルモン，FSH/LH：卵胞刺激ホルモン/黄体形成ホルモン，TSH：甲状腺刺激ホルモン，GH：成長ホルモン，T_3：トリヨードサイロニン，T_4：サイロキシン，IGF-1：インスリン様成長因子-1，GLP-1：グルカゴン様ペプチド-1．

よって刺激される．またコルチゾールの分泌が過剰になると視床下部や下垂体にネガティブフィードバックがかかり，CRHやACTHの分泌が抑制される．その結果，コルチゾールの分泌は抑制され，生体内ではバランスが保たれている．

　一方で，生理的な範囲を超えたステロイド投与は，生理的なネガティブフィードバックと同様に視床下部や下垂体に働き，CRHやACTHの分泌を抑制する（図2B）．その結果，コルチゾールの分泌は減少するが，長期間の投与が行われると常に副腎機能は抑制された状態が続き，副腎皮質は萎縮する．さらに自らコルチゾールを作り出す力が弱まると，急なステロイド投与の中止は副腎不全を引き起こす．

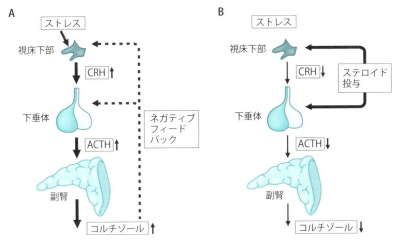

図2 視床下部-下垂体-副腎系に及ぼすステロイドとホルモンの反応
A：生理的な状態，B：ステロイド投与時．
CRH：副腎皮質刺激ホルモン放出ホルモン，ACTH：副腎皮質刺激ホルモン．

2 血糖調整ホルモンへの影響

　ステロイドによる血糖上昇は主に，肝臓での糖新生の促進や末梢でのインスリン感受性の低下によって引き起こされるが，膵臓に対する直接的作用も影響している[1]．ステロイドは膵β細胞からのインスリン分泌抑制やβ細胞そのものをアポトーシスすることが示されている．一方で，投与量と期間によってはインスリン抵抗性に適応するために基礎インスリン分泌の増加やβ細胞の増殖が起こることも示されている．また膵α細胞の活性は増加し，血糖値を上昇させるホルモンの1つであるグルカゴン分泌を促進する．さらに食事摂取に伴い小腸から分泌されるホルモンであるインクレチンの1つグルカゴン様ペプチド（glucagon-like peptide：GLP）-1を減少させる．GLP-1はインスリン分泌を促進するため，結果的にインスリン分泌抑制に作用する．このようにステロイドは血糖に関連したホルモンに対して血糖値を上げるような働きかけを行っている．

3 成長ホルモンの抑制

ステロイドは，成長ホルモン（growth hormone：GH）の分泌を刺激する働きがあるが，一方で高濃度の場合，GH分泌抑制作用のあるソマトスタチン放出増加により，下垂体からのGH分泌抑制が指摘されている[2]．また末梢GH受容体発現を抑制し，主に肝臓からGHにより刺激され分泌されるインスリン様成長因子（insulin-like growth factor：IGF）-1の分泌抑制に影響する．IGF-1は細胞増殖や成長促進効果があり，これらのホルモン分泌抑制は成長の遅れや骨の発達に影響を及ぼし，小児の成長障害に関連していることが指摘されている．

4 甲状腺ホルモンへの影響

甲状腺ホルモンは視床下部からの甲状腺刺激ホルモン放出ホルモン（thyrotropin-releasing hormone：TRH）によって，下垂体前葉から分泌される甲状腺刺激ホルモン（thyroid-stimulating hormone：TSH）が刺激され，さらにTSHが甲状腺に作用することで分泌促進される．ステロイドは，視床下部に作用しTRH発現の減少や，下垂体に直接的に作用してTSHの分泌を抑制する．また，TSH分泌抑制作用のあるソマトスタチン放出増加によってTSHの分泌を抑制する．

さらに，甲状腺ホルモンは甲状腺からトリヨードサイロニン（T_3）の20%とサイロキシン（T_4）が分泌される．ホルモンとして作用するのは主にT_3だが，その80%は末梢でT_4から脱ヨウ素酵素によって転換される．ステロイドはその脱ヨウ素化を阻害することもいわれている．その結果，甲状腺ホルモンの分泌や代謝が変化し，甲状腺機能に影響を与えることが指摘されている．

5 性ホルモンへの影響

男性ホルモンであるアンドロゲンは主に精巣から分泌されるが，一部〔アンドロゲンの一種であるデヒドロエピアンドロステロン（DHEA）〕は副腎皮質か

ら分泌される．DHEA は男女ともに分泌され，末梢でテストステロン（アンド
ロゲンの一種）やエストロゲンに変換されて性ホルモンとして作用する．副腎
分泌のアンドロゲンは ACTH によって刺激されるため，ACTH の分泌が減少す
るとアンドロゲンの低下がみられる．アンドロゲンは筋骨格ではステロイドと
拮抗的に働き，ステロイドによる筋萎縮から保護する役割を担う可能性が指摘
されているが，ほかの組織ではステロイドの効果を増強させる可能性が指摘さ
れている[3].

　またステロイドは視床下部や下垂体に直接作用して，性腺刺激ホルモン放出
ホルモン（gonadotropin releasing hormone：GnRH）やゴナドトロピン〔卵胞
刺激ホルモン（follicle stimulating hormone：FSH）／黄体形成ホルモン
（luteinizing hormone：LH）〕の分泌を抑制している．さらに精巣や卵巣にも直
接影響を及ぼし，精巣からのテストステロン分泌抑制や，卵巣でのテストステ
ロンからエストロゲンに転換する際の酵素であるアロマターゼ活性を抑制する
ことでエストロゲンの分泌抑制に働いていると考えられている[4].

6 電解質に関連したホルモンへの影響

　ステロイドは腎臓での水や Na の再吸収を促進するとともに下垂体からの抗
利尿ホルモン（antidiuretic hormone：ADH）の分泌を抑制する．このため浮腫
や高血圧などの原因となることがある．

　またステロイドは上部小腸からの Ca 吸収を抑制するとともに，尿細管での
Ca 再吸収を抑制する働きがあり，尿中への Ca 排泄を増加させる．その結果，
血清 Ca は低下し，副甲状腺ホルモン（parathyroid hormone：PTH）の分泌が
促される．ただし，実際には PTH は増加しないとの研究もある[5].

■ 文献

1) Beaupere C, Liboz A, Fève B, *et al*: Molecular mechanisms of glucocorticoid-induced insulin resistance. *Int J Mol Sci* 2021; **22**: 623.

2) Mazziotti G, Formenti AM, Adler RA, *et al*: Glucocorticoid-induced osteoporosis: pathophysiological role of GH/IGF-I and PTH/VITAMIN D axes, treatment options and

guidelines. *Endocrine* 2016; **54**: 603–611.

3) Kroon J, Pereira AM, Meijer OC: Glucocorticoid sexual dimorphism in metabolism: dissecting the role of sex hormones. *Trends Endocrinol Metab* 2020; **31**: 357–367.

4) Whirledge S, Cidlowski JA: Glucocorticoids, stress, and fertility. *Minerva Endocrinol* 2010; **35**: 109–125.

5) Miglietta F, Iamartino L, Palmini G, *et al*: Endocrine sequelae of hematopoietic stem cell transplantation: effects on mineral homeostasis and bone metabolism. *Front Endocrinol* (*Lausanne*) 2023; **13**: 1085315.

（小倉剛久）

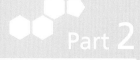

Part 2
ステロイドの副作用対策

Part 2 ステロイドの副作用対策

ステロイド開始時のスクリーニング

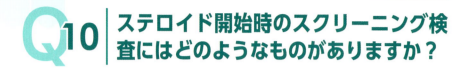

Q10 ステロイド開始時のスクリーニング検査にはどのようなものがありますか？

Answer

問診と診察，末梢血検査，炎症マーカー，生化学検査，免疫血清学的検査，尿一般検査，胸部単純X線検査，骨密度測定，肝炎ウイルスと結核のスクリーニング検査，必要に応じて眼科，歯科受診などを実施します．

Points

- ☑ ステロイドの副作用は投与前の顕在化病態の悪化や潜在病態の顕在化が多いために，副作用に関連したスクリーニングを十分に行う．
- ☑ 代謝への影響や免疫・炎症反応への影響を考慮して投与開始前の状態を正確に把握し記録に残すことが重要である．

解説

スクリーニングの項目としてはメトトレキサート（リウマトレックス®）開始前のスクリーニング項目が参考となるが[1]，さらに多くの留意事項が存在するため，1週以内の短期的投与でなければ安易に開始すべき薬剤ではない．

1 問診

感染症や免疫疾患，糖・脂質代謝疾患の既往のみならず，慢性閉塞性肺疾患（chronic obstructive pulmonary disease：COPD）などの呼吸器疾患，胃潰瘍や憩室炎などの消化器疾患，脆弱骨折の既往や眼科・歯科的状況を確認すること

が望ましい.

2 一般検査

末梢血検査（白血球分画も含む），炎症マーカー〔C 反応性蛋白（CRP），赤血球沈降速度〕，生化学検査（T-Bil, AST, ALT, γ-GTP, LDH, Na, K, Cl, TC, LDL-C, TG, 血糖値，HbA1c など），免疫学的検査（IgG, IgM, IgA），尿一般検査などを施行する.

3 画像検査

治療前に慢性感染症を含めた呼吸器疾患の有無を確認するため，胸部単純 X 線を施行する．必要に応じて，胸部高分解能 CT（high-resolution computed tomography：HRCT）の施行も考慮する.

骨粗鬆症の評価のため骨密度を測定する．また圧迫骨折などを起こした際の比較として，必要に応じて胸腰椎単純 X 線撮影も考慮される.

4 肝炎ウイルス検査

肝炎スクリーニング検査として HBs 抗原，C 型肝炎ウイルス（HCV）抗体を必ずチェックする.

免疫抑制・化学療法施行中あるいは施行後に，B 型肝炎ウイルス（HBV）が再増殖（再活性化）することにより，de novo B 型肝炎を発症し，まれに劇症化する症例が報告されている．『B 型肝炎治療ガイドライン』に示されている「免疫抑制・化学療法により発症する B 型肝炎対策ガイドライン」にしたがい[2]，HBV に関するスクリーニングを行い，必要に応じて消化器専門医と連携しながら慎重に対応する.

HBs 抗原陽性の HBV キャリアであれば核酸アナログの投与が必要となるので，消化器専門医にコンサルトする．HBs 抗原陰性の場合には HBc 抗体および HBs 抗体を測定して既感染者かどうか確認し，いずれかが陽性なら治療開始後の HBV-DNA 量モニタリングが必要となる.

ステロイド開始時のスクリーニング　37

HCV 抗体陽性の HCV キャリアの場合，抗ウイルス薬治療に関して消化器専門医にコンサルトを考慮する．

5　結核検査

結核に関する問診，胸部単純 X 線検査，インターフェロンγ遊離試験（interferon gamma release assay：IGRA）またはツベルクリン反応検査を行い，適宜，胸部 CT 検査等を行うことにより結核感染症の有無を確認する[3]．IGRA として，QuantiFERON® TB ゴールド プラス（QFT-4G）と T- スポット®. *TB*（T-SPOT）がある．

6　肺疾患関連検査

間質性肺疾患，COPD などの基礎疾患の確認，また深在性真菌症，非結核性抗酸菌症（nontuberculous mycobacterial infection：NTM）等の肺疾患の存在が疑われる場合は，胸部聴診，経皮的酸素飽和度（SpO_2），呼吸機能検査，HRCT 撮影および間質性肺炎血清マーカー（KL-6，SP-D）や β-D グルカンの測定を考慮する．NTM が疑われる場合，起因菌として *Mycobacterium* avium complex（MAC）に関しては，血清抗 MAC-GLP core IgA 抗体（キャピリア® MAC 抗体 ELISA）が補助的診断に役立つ場合がある．

7　眼科

白内障・緑内障の副作用があるため，特に高齢者の場合には眼科へのコンサルトを考慮する．

8　歯科

ステロイド性骨粗鬆症予防薬のビスホスホネート薬の副作用に顎骨壊死がある．予防薬開始前に歯科の診察が望ましい．

■ 文献

1) Kameda H, Yamaoka K, Yamanishi Y, *et al*: Japan College of Rheumatology guidance for the use of methotrexate in patients with rheumatoid arthritis: Secondary publication. *Mod Rheumatol* 2023; **34**: 1-10.
2) 日本肝臓学会肝炎診療ガイドライン作成委員会（編）：B型肝炎治療ガイドライン，第4版，HBV再活性化，87-105，日本肝臓学会，2020．https://www.jsh.or.jp/lib/files/medical/guidelines/jsh_guidlines/B_v4.pdf.
3) 日本結核病学会予防委員会・治療委員会：潜在性結核感染症治療指針．結核 2013；**88**：497-512．

（武中さや佳）

ステロイド開始時のスクリーニング **39**

Part 2 ステロイドの副作用対策

ステロイド開始時のスクリーニング

Q11 ステロイド開始時に予防投与として何が必要なのですか？

Answer

必要に応じて，潜在性結核感染症，ニューモシスチス肺炎（PCP），骨粗鬆症の予防投与を行います．

Points

- ☑ 潜在性結核感染症：プレドニゾロン（プレドニン®）5 mg/日以上，1か月以上使用の予定で，潜在性結核感染症の予防が必要な場合，イソニアジド（イスコチン®）5 mg/kg/日（最大300 mg/日）を6〜9か月間投与する．
- ☑ ニューモシスチス肺炎（PCP）：プレドニゾロン20 mg/日以上のステロイドを1か月以上内服する場合は，ニューモシスチス肺炎（PCP）予防としてST合剤を投与する．
- ☑ 骨粗鬆症：経口ステロイド薬を3か月以上使用中，または使用予定の場合，個々の骨折危険因子（既存骨折，年齢，ステロイド投与量，骨密度）をスコアで評価し，骨粗鬆症予防薬を使用する．

解　説

1　潜在性結核感染症

以下の（1）〜（4）のいずれかに該当し，総合的に潜在性結核感染症が疑われる場合には，予防投与が必要である[1]．

（1）胸部画像検査で陳旧性結核に合致するか推定される陰影を有する患者

（2）過去に結核（肺外結核を含む）と診断されたことがある患者（標準治療を完遂した患者を除く）

（3）画像検査やインターフェロンγ遊離試験（interferon gamma release assay：IGRA），ツベルクリン反応検査により潜在性結核感染症が強く疑われる患者

（4）結核患者との濃厚接触歴を有する患者

予防投薬が必要と判断された場合には，イソニアジド5 mg/kg/日（最大300 mg/日）を6〜9か月間，もしくはリファンピシン（リファジン®）10 mg/kg/日（最大600 mg/日）を4〜6か月間投与する．活動性結核が否定できない場合には呼吸器専門医にコンサルトすることが望ましい．

2 ニューモシスチス肺炎（PCP）

1つの基準として，プレドニゾロン換算20 mg/日のステロイドを1か月以上内服する場合は，ニューモシスチス肺炎（pneumocystis pneumonia：PCP）予防を考慮すべきであると考えられる[2]．また免疫抑制薬や生物学的製剤を併用している場合には5 mg/日以上でリスクを高めると考えられる．ST合剤（バクタ®，バクトラミン®）（1回1錠，1日1回連日，もしくは1回2錠週3回）もしくはアトバコン（サムチレール®）内用懸濁液が有用である．

3 B型肝炎

HBs抗原陽性のB型肝炎ウイルス（HBV）キャリア，あるいはHBV-DNA量が20 IU/mL（1.3 LogIU/mL）以上を示した場合はエンテカビル（バラクルード®）などの核酸アナログの投与が必要となる[3]．

4 骨粗鬆症

骨粗鬆症は長期ステロイド薬治療における副作用の1つである．経口ステロイド薬を3か月以上使用中または使用予定では，ステロイド性骨粗鬆症の

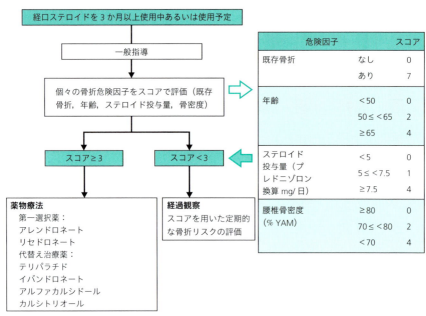

図1 ステロイド性骨粗鬆症の管理と治療のアルゴリズム
YAM：若年成人平均値．
(Tanaka Y, et al: The 2023 guidelines for the management and treatment of glucocorticoid-induced osteoporosis. J Bone Miner Metab 2024; 42: 143-154)

管理と治療のアルゴリズムでスコア評価し，予防投与を行う（図1)[4]．

予防投与が必要と判断された場合は，アレンドロネート（フォサマック®，ボナロン®）またはリセドロネート（ベネット®，アクトネル®）の経口投与が汎用されている．

5 消化性潰瘍

ステロイドの副作用として消化性潰瘍，消化管出血があるが，日本消化器病学会が発行する『消化性潰瘍診療ガイドライン2020』ではステロイド単独投与は消化性潰瘍のリスク因子とならないとしているが[5]，非ステロイド性抗炎症薬（non-steroidal anti-inflammatory drug：NSAIDs）の併用など消化性潰瘍リスクがある患者に対しては制酸薬の使用を検討するのが望ましい．

処方例

（1）潜在性結核感染症

イソニアジド　5 mg/kg/ 日（最大 300 mg/ 日）．

ピリドキサールリン酸エステル水和物（ピドキサール®）30 mg/ 日を 6〜9 か月間，もしくはリファンピシン 10 mg/kg/ 日（最大 600 mg/ 日）を 4〜6 か月間投与．

（2）ニューモシスチス肺炎（PCP）

ST 合剤　1 錠 / 日　連日．

（3）B 型肝炎

エンテカビル　0.5 mg 1 日 1 回（腎機能に応じて 2 日に 1 回など減量）．

（4）骨粗鬆症

アレンドロネート　35 mg 週 1 回　朝起床時内服．

リセドロネート　17.5 mg 週 1 回または 75 mg 月 1 回内服．

（5）消化性潰瘍

エソメプラゾール（ネキシウム®）20 mg/ 日

■ 文献

1) 日本結核病学会予防委員会・治療委員会：潜在性結核感染症治療指針．結核 2013；**88**：497-512.

2) Sepkowitz KA, Brown AE, Armstrong D: Pneumocystis carinii pneumonia without acquired immunodeficiency syndrome. More patients, same risk. *Arch Intern Med* 1995; **155**: 1125-1128.

3) 日本肝臓学会肝炎診療ガイドライン作成委員会（編）：B 型肝炎治療ガイドライン，第 4 版，HBV 再活性化，87-90，日本肝臓学会，2020. https://www.jsh.or.jp/lib/files/medical/guidelines/jsh_guidlines/B_v4.pdf.

4) Tanaka Y, Soen S, Hirata S, *et al*: The 2023 guidelines for the management and treatment of glucocorticoid-induced osteoporosis. *J Bone Miner Metab* 2024; **42**: 143-154.

5) 日本消化器病学会（編）：消化性潰瘍診療ガイドライン 2020 改訂第 3 版，BQ5-18 糖質ステロイド投与は消化性潰瘍発生（再発）のリスク因子か ?，155，南山堂，2020.

（武中さや佳）

Part 2 ステロイドの副作用対策

● ステロイド投与中の副作用モニタリング

Q12 ステロイド投与中の副作用モニタリングはどのように行っていますか？

Answer

ステロイド開始後，副作用のモニタリングとして定期的な問診，診察，検査が必要です．

Points

- ☑ ステロイドの副作用は投与前の顕在化病態の悪化や潜在病態の顕在化が多いために，投与前のリスクに留意した副作用のモニタリングを行う．

解説

ステロイドの主な副作用を表1に示した．

表1 ステロイドの主な副作用

- 感染症（一般感染症，日和見感染，結核，B型肝炎再活性化など）
- 骨粗鬆症，無菌性骨壊死
- 動脈硬化病変（心筋梗塞，脳梗塞，動脈瘤，血栓症など）
- 副腎不全
- 消化管障害（消化性潰瘍）
- 糖尿病
- 脂質異常症
- 精神神経障害（不眠，抑うつなど）
- 白内障，緑内障
- 高血圧，浮腫，うっ血性心不全，不整脈
- ムーンフェイス（満月様顔貌），中心性肥満，ざ瘡
- 食欲亢進

1　身体所見

副作用の出現を見落とさないため，十分な問診，診察を行う．不眠，抑うつ，躁，精神病様症状などの精神神経障害の有無，また胃痛や黒色便など消化器症状も問診で確認する．身体診察ではムーンフェイス，中心性肥満，ざ瘡，浮腫がないか，また感染徴候を見逃さないようにする．高血圧の副作用もあるため，自宅血圧とともに血圧測定も必要である．

2　血液検査・尿検査・画像検査

定期的な末梢血検査，炎症マーカー，生化学検査，および尿一般検査を行う．

a）末梢血検査

感染の徴候がないか．ステロイド使用により白血球数や好中球数は増加する．貧血がある場合，消化性潰瘍や出血も念頭に置いて精査する．

b）生化学検査

ステロイド投与による脂質異常症，ステロイド性糖尿病を定期的（3か月ごとがめやす）に確認する．

c）B型肝炎検査

HBs抗原陰性で，HBc抗体またはHBs抗体のいずれか，あるいは両者が陽性であるB型肝炎ウイルス（HBV）既感染者の場合，ステロイド開始後，少なくとも6か月間は，月1回のHBV-DNA量のモニタリングを行うことが望ましい[1]．なお，6か月以降は3か月ごとのHBV-DNA量測定が推奨される．HBV-DNA量が20 IU/mL（1.3 LogIU/mL）以上を示した場合は，消化器専門医にコンサルトし直ちに核酸アナログ投与を開始する．

d）肺疾患関連検査

肺感染症のモニタリングのため，胸部単純X線写真を撮影する．非結核性抗酸菌症（nontuberculous mycobacterial infection：NTM）の起因菌のなかで多くの割合を占める *Mycobacterium* avium complex（MAC）感染症が疑われる場

ステロイド投与中の副作用モニタリング　**45**

合，血清抗 MAC-GLP core IgA 抗体（キャピリア® MAC 抗体 ELISA）が補助的診断に役立つ場合がある．

　クリプトコッカス感染症以外の真菌感染症やニューモシスチス肺炎（pneumocystis pneumonia：PCP）が疑われる場合は β-D グルカンを測定する．

　結核の発現には十分注意し，胸部単純 X 線検査などの適切な検査を定期的（6 か月〜1 年ごと）に行う．

e）骨粗鬆症

　予防投与を行っている症例，また経過観察と判断された症例においても胸腰椎単純 X 線撮影，骨密度測定を定期的（6 か月〜1 年ごと）に行い，ステロイドの投与量の変化を考慮し定期的に骨折リスクをスコアで評価することが望ましい．

f）無菌性骨壊死

　症状があれば股関節 X 線，MRI 検査を施行する．

g）眼科診察

　白内障，緑内障の副作用があるため，眼症状等があれば眼科専門医へコンサルトする．

■ 文献

1) 日本肝臓学会肝炎診療ガイドライン作成委員会（編）：B 型肝炎治療ガイドライン，第 4 版，HBV 再活性化，87-90，日本肝臓学会，2022 年.

（武中さや佳）

Part 2 ステロイドの副作用対策

● 感染の予防と対処

Q13 ステロイドによる感染症の誘発，感染症の増悪はなぜ起こるのですか？

Answer
感染免疫に相当する白血球の機能を低下させるために起こります．

Points

- ☑ ステロイドはT細胞数を低下させ，T細胞機能の活性化や増殖分化能を抑制する．
- ☑ B細胞に作用し，免疫グロブリンの減少やその活性化・増殖を抑制する．
- ☑ 血中の好中球数は増加するが，遊走能や貪食能・殺菌能は低下する．

解説

　ステロイドは量が多いほど，投与期間が長いほど感染症リスクが増加することがわかっている．プレドニゾロン（プレドニン®）換算で1日量が10 mg以上あるいは積算量が700 mgを超えると，プラセボ群と比較してステロイド投与群で感染症の発症率が有意に高くなるといわれてきた[1]．また，その後の研究によりプレドニゾロン換算で1日量が5 mgと少量であっても，長期にわたり服用し続けた場合には，ステロイド非使用者と比較して重症感染症リスクが増加することが判明している[2]．

　免疫を大別すると，皮膚による防御，好中球，液性免疫，細胞性免疫に分けられる．ステロイドは各免疫細胞に抑制的に作用し，炎症や自己免疫疾患に使用されるが，感染免疫を抑制するため感染症のリスクが上昇することが知られ

ている．皮膚が薄くなり物理的なバリアが低下する．また，CD4$^+$T細胞数を減少させ機能や増殖分化能，CD8の反応を抑制する．CD8$^+$の細胞傷害性T細胞はウイルスに対する免疫を担っており，ステロイドはCD8の反応を抑制することによってウイルス感染への抵抗力も低下させる．B細胞にも作用し，免疫グロブリンを減少させ，活性化・増殖を抑制することがわかっている[3, 4]．末梢血中の好中球数は増加するが，遊走・貪食・殺菌能を低下させる．また，インターロイキン（interleukin：IL）-1，2やインターフェロン（interferon：IFN）-γ，腫瘍壊死因子（tumor necrosis factor：TNF）-αなどの各種サイトカイン産生を阻害する．ステロイドは上記のように免疫系のほとんどに関与することで感染に対しての防御を低下させることが知られている．

　好中球に関しては末梢血液中を循環する（循環プール：circulating pool）だけでなく，毛細血管壁に付着しているものや血管壁に沿って流れるもの（辺縁プール：marginal pool）もあり，血中好中球数の増加は辺縁プールから循環プールへの遊走によって起きるため，総数が増加するわけではない．これは血管内から炎症部位への好中球の遊走を阻害しているということであり，感染に対する好中球機能の低下といえる．

　CD4$^+$T細胞は樹状細胞により抗原提示されることで各サブセットに分化する．細胞性免疫で特に重要なのがTh1，Th2，Th17である（表1）．Th1はIFN-γを産生することで細胞内寄生微生物に対する免疫に関与しているが，ステロイドによる影響は特にこのTh1に対して最も大きいといわれている[5]．Th1機能低下により日和見感染が発症しやすい状態となる．代表的なものとしてはカンジダ症，クリプトコッカス症，ニューモシスチス肺炎（pneumocystis pneumonia：PCP），ヘルペス，結核，非定型抗酸菌症（nontuberculous

表1　ヘルパーT細胞（Th）のサブセットと感染症

サブセット	Th1	Th2	Th17
サイトカイン	IFN-γ	IL-4，IL-5，IL-13	IL-17，IL-22
関与する感染症	細胞内寄生微生物	寄生虫	細胞外細菌，真菌

Th：ヘルパーT細胞，IFN：インターフェロン，IL：インターロイキン．

mycobacterial infection：NTM），リステリア症などがあげられる．

代表的な感染症での処方例

上述の通り，ステロイドは直接的・間接的に各種サイトカインやカスケードに影響し，免疫システムに対して抑制的に働くことで細菌感染リスクを増大し，吸入ステロイド薬も肺炎の発症率を上昇させる．次に注意すべき代表的な感染症についてあげる．

1 結核

中等量以上のステロイド使用や高用量の吸入ステロイド薬使用は結核の発症リスクを増加させる．プレドニゾロン 15 mg/ 日，1 か月以上の使用で明らかにリスクが増加する．結核菌に感染しているが肺結核などの活動性結核は発症していない状態など，結核のリスクが高い場合は潜在性肺結核として治療を行うことが推奨されている[6]．リファンピシン（リファジン®）を使用する場合，シトクロム p450 3A4（CYP3A4）誘導作用によりステロイドの半減期短縮をきたすため 2 倍量が必要になることに注意が必要である．

処方例 （1）イソニアジド（イスコチン®） 200～500 mg（4～10 mg /kg），1 日 1～3 回，6～9 か月，肝障害に注意．
（2）リファンピシン 450 mg / 日，1 回朝食前，4 か月，ステロイド抵抗性に注意．
（3）イソニアジド＋リファンピシン 3～4 か月．
（4）ピリドキシン 10～25 mg/ 日，イソニアジドによる末梢神経障害予防（末梢神経障害が出現した場合は 50～200 mg/ 日）．

感染の予防と対処 49

2 ニューモシスチス肺炎（PCP）

プレドニゾロン 20 mg/ 日，4 週間以上の使用でリスクが上昇するといわれている[7]．非 HIV-PCP は発症後の進行が急速であり，未治療だと数日の経過で死亡し得るため予防投与が推奨される．予防としては ST 合剤（バクタ®，バクトラミン®）を最初に使用することが多いが，1 錠連日投与や 2 錠週 3 投与では副作用発現率が高く，漸増して投与する方法もある．近年では 1 錠週 2 回でも効果があるとされる[8]．アトバコン（サムチレール®）やペンタミジン（ベナンバックス®）などもあるが，アトバコンは薬価が高く半年以上の長期投与では副作用を認めやすくなる．ペンタミジンは使用法が煩雑であることや吸入の際に周囲の暴露予防が必要であること，予防投与には保険適応がないことなどから ST 合剤やアトバコンが使用できないケースで検討される．

> **処方例**

予防

（1）スルファメトキサゾール・トリメトプリム　1 錠 / 日，2 錠隔日投与，1 錠週 2 回．

（2）アトバコン内用懸濁液 15%　1 包（アトバコンとして 1500 mg）．

（3）ペンタミジン　300〜600mg を注射用水（1 バイアルにつき 3〜5mL）に溶解し，吸入装置を用いて 1 日 1 回 30 分かけて投与．

治療

（1）スルファメトキサゾール・トリメトプリム　4 錠経口 8 時間ごと・21 日＋抗 PCP 治療を開始する 15〜30 分前にプレドニゾロン投与（40 mg 経口 12 時間ごと・5 日，その後 40 mg24 時間ごと・5 日，その後 20 mg24 時間ごと・11 日）．

（2）ジアフェニルスルホン（レクチゾール®）　100 mg 経口 24 時間ごと＋トリメトプリム 5 mg/kg 経口 8 時間ごと・21 日＋プレドニゾロン（上記と同様）．

3 サイトメガロウイルス（CMV）感染症

健常人のサイトメガロウイルス（cytomegalovirus：CMV）感染は伝染性単核球症を起こすことがあるが，自然治癒するケースが多い．ステロイドや背景疾患による免疫抑制があると網膜炎，肺炎，腸炎，脳炎などを引き起こす．

処方例
（1）ガンシクロビル（デノシン®）　5 mg/kg 静注 12 時間ごと，その後の臨床症状改善にしたがってバルガンシクロビル（バリキサ®）900 mg 経口 12 時間ごとに変更（治療期間は CMV 抗原検査などを確認しながら状況に応じて決定する）．
（2）ホスカルネット（ホスカビル®）　90 mg/kg 静注 12 時間ごと，貧血や腎機能，電解質異常に注意．

4 B 型肝炎再活性化

B 型肝炎ウイルス（HBV）感染者または HBV 感染の既往がある者で背景疾患や免疫抑制療法などが原因で HBV が再増殖することを HBV 再活性化という．HBV 感染の既往がある者において HBV が再活性化し肝炎が発症したものを *de novo* B 型肝炎とよび，重症化・劇症化率が高く救命が困難となるケースがある．

HBs 抗原陰性，かつ HBc 抗体または HBs 抗体陽性の場合，HBV–DNA 量を測定し，20 IU/mL（1.3 LogIU/mL）以上であった場合には，消化器専門医に相談し，核酸アナログ治療を検討する．HBV–DNA 量が 20 IU/mL（1.3 LogIU/mL）未満の場合，1〜3 か月おきに HBV–DNA 量，AST，ALT 値を測定し，HBV–DNA 量 20 IU/mL（1.3 LogIU/mL）以上となった場合は，消化器専門医に相談の上，核酸アナログ治療を検討する．ウイルスの増殖が盛んな状態で中止すると免疫再構築により肝炎が増悪するため，*de novo* B 型肝炎の治療中も免疫抑制薬や化学療法を中止してはならない．

ヒト免疫不全ウイルス（human immunodeficiency virus：HIV）合併例の場合

感染の予防と対処　51

は，HIV 専門医と消化器専門医に相談の上で治療方針を決定する．

■ 文献

1) Stuck AE, Minder CE, Frey FJ: Risk of infectious complications in patients taking glucocorticosteroids. *Rev Infect Dis* 1989; **11**: 954-63.

2) Dixon WG, Abrahamowicz M, Beauchamp ME, *et al*: Immediate and delayed impact of oral glucocorticoid therapy on risk of serious infection in older patients with rheumatoid arthritis: a nested case-control analysis. *Ann Rheum Dis* 2012; **71**: 1128-1133.

3) Slade D, Hepburn B: Prednisone-induced alterations of circulating human lymphocyte subsets. *J Lab Clin Med* 1983; **101**: 479-487.

4) Settipane GA, Pudupakkam RK, McGowan JH: Corticosteroid effect on immunoglobulins. *J Allergy Clin Immunol* 1978; **62**: 162-166.

5) Franchimont D, Louis E, Dewe W, *et al*: Effects of dexamethasone on the profile of cytokine secretion in human whole blood cell cultures. *Regul Pept* 1998; **73**: 59-65.

6) 日本結核病学会予防委員会・治療委員会：潜在性結核感染症治療指針．結核 2013；**88**：497-512.

7) Limper AH, Knox KS, Sarosi GA, *et al*: An official american thoracic society statement: treatment of fungal infections in adult pulmonary and critical care patients. *Am J Respir Crit Care Med* 2011; **183**: 96-128.

8) 山口牧子，梅田幸寛，園田智明，他：ニューモシスチス肺炎予防のためのスルファメトキサゾール・トリメトプリム投与量の検討．日呼吸誌 2017；**6**：53-57.

（峰岸靖人）

Part 2 ステロイドの副作用対策

● 骨粗鬆症・骨壊死の予防と対処

Q14 ステロイドによる骨粗鬆症はなぜ起こるのですか？

Answer

　ステロイドによる骨粗鬆症は，骨への直接作用と，Ca代謝の変化による二次性副甲状腺機能亢進症や下垂体ホルモン分泌抑制による性ホルモン分泌抑制などの全身の代謝を介した骨への間接作用によるものが考えられています．

Points

- ☑ ステロイドによる骨粗鬆症の発症機序は骨への直接作用と全身の代謝を介した骨への間接作用がある．

解　説

　ステロイドによる骨粗鬆症は，骨への直接作用および全身の代謝を介した骨への間接作用の両方により起こる．

1　骨への直接作用

a）骨芽細胞への分化阻害

　ステロイドは，骨芽細胞への分化に重要な転写因子である runt-related transcription factor 2（Runx2）/core-binding factor subunit alpha-1（Cbfa1）を抑制し，骨芽細胞への分化を阻害する．

b）脂肪細胞への分化促進

　ステロイドは，核内受容体型転写因子 peroxisome proliferator-activated

receptor γ（PPARγ）の発現を増加させ，骨髄間質細胞から脂肪細胞への分化を促進することにより，骨芽細胞への分化が減少する．

c）骨形成の低下

ステロイドは，未分化間葉系細胞から骨芽細胞への分化や増殖機能を抑制し，骨芽細胞のアポトーシスを誘導する．また，1型コラーゲン，オステオカルシン，インスリン様成長因子（insulin-like growth factor：IGF），トランスフォーミング成長因子（transforming growth factor：TGF）-β などの産生を低下させることで，骨形成が減少する．

d）破骨細胞の活性化促進

ステロイドは，receptor activator of nuclear factor-κB ligand（RANKL）の発現を増強し，オステオプロテゲリン（OPG）の産生を抑制することで，破骨細胞の形成を促進する．さらに，破骨細胞のアポトーシスを抑制し，骨吸収を亢進させる．

2　全身の代謝を介した骨への間接作用

a）Ca 吸収の抑制

ステロイドは，十二指腸と上部小腸における Ca 吸収を低下させ，一部の活性型ビタミン D_3 の産生を抑制することにより，Ca 吸収を抑制する．その結果，二次性副甲状腺機能亢進症を引き起こし，骨吸収が増加する．

b）尿中 Ca 排泄の増加

ステロイドは，腎臓において糸球体濾過量を増加させ，また，腎尿細管への直接作用し，Ca の再吸収を抑制する．その結果，尿中 Ca 排泄が増加する[1]．

c）ホルモン分泌の抑制

ステロイドは，視床下部からの副腎皮質刺激ホルモン放出ホルモン（corticotropin-releasing hormone：CRH）やゴナドトロピンの分泌を抑制し，下垂体からの黄体形成ホルモン（luteinizing hormone：LH），卵胞刺激ホルモン（follicle stimulating hormone：FSH），副腎皮質刺激ホルモン（adrenocorticotropic hormone：ACTH）の分泌も抑制する．これにより，エストロゲンなどの性ホ

ルモンが低下し，骨吸収が促進される．それに加え，ステロイドは下垂体ホルモンの分泌を全般的に低下させる作用がある．

これらの作用が組み合わさることで，ステロイドは骨の脆弱化や骨量の減少，骨吸収の促進などを引き起こす．

> 処方例 ステロイドによる骨粗鬆症はステロイドの投与量と投与期間に依存する．グルココルチコイド誘発性骨粗鬆症の管理と治療のガイドライン 2023 の診療アルゴリズムのスコア 3 以上で薬物治療を検討する（Q11 図 1 を参照）．

■ 文献

1) 金子開知，川合眞一：グルココルチコイド誘発性骨粗鬆症の病態と治療．日臨免疫会誌 2011；**34**：138-148.
2) Compston J: Glucocorticoid-induced osteoporosis: an update. *Endocrine* 2018; **61**: 7-16.

（伊東秀樹）

Part 2　ステロイドの副作用対策

骨粗鬆症・骨壊死の予防と対処

Q15　ステロイドによる無菌性骨壊死はなぜ起こるのですか？

Answer

血管損傷，機械的ストレス，骨内圧の上昇，脂肪細胞の異常などの多くの要因による血流障害に起因するといわれています．

Points

- ☑ ステロイド使用と特発性大腿骨頭壊死症（ONFH）の原因については解明できていないところもある．ステロイドを服用しているすべての人がONFHを発症するわけではなく，発症には遺伝的要因が関与していると考えられている．

解　説

　特発性大腿骨頭壊死症（osteonecrosis of the femoral head：ONFH）は，大腿骨頭への血流が何らかの原因で遮断され，虚血性の骨梗塞が生じる疾患である．日本では年間2,000〜3,000人が発症しており，特に30〜50歳代の年齢層に多くみられる．初期段階では症状が現れないことが多いが，病状が進行すると大腿骨頭が圧壊し，股関節に強い疼痛を伴う．疼痛が始まると，根本的な治療法としては手術が唯一の選択肢となることが多い[1]．

　ONFHの発症原因は完全には解明されていないが，疫学的研究から，ステロイドの使用やアルコールの過剰摂取がリスク要因として関連していることがわかっている．

　ステロイドによる骨壊死の病態生理は完全には解明されていないが，最終的

なメカニズムは，血管損傷，機械的ストレス，骨内圧の上昇，脂肪細胞の異常などの多くの要因による血流障害に起因するといわれている．特に，遺伝的要因がステロイドによる骨壊死のリスクに影響を与えることが示されている[2]．

ONFH の発症にはステロイド最大用量，累積量が関連しており，特にステロイドパルス療法の治療歴はリスクが高い．

ミニ症例

30 歳代の女性．全身性エリテマトーデス（systemic lupus erythematosus：SLE）による肺胞出血に対しステロイドパルス療法を施行後に，プレドニゾロン（プレドニン®）40 mg/日の後療法を開始した．以降プレドニゾロンを漸減していったが，治療 30 か月より両側股関節痛が出現した．XP 検査（図 1），MRI 検査（図 2）により右大腿骨頭壊死の診断となり整形外科へ依頼し両側大腿骨頭置換術を行った（図 3）．

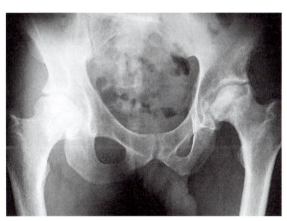

図 1　術前股関節 XP 検査

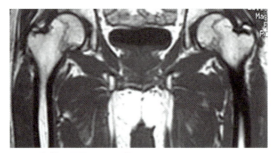

図 2　術前股関節 MRI 画像

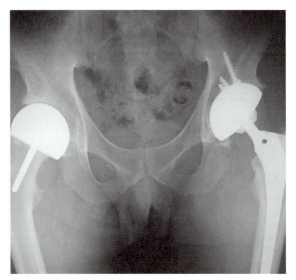

図 3　術後股関節 XP 画像

■ 文献

1) Motta F, Barone E, Sica A, *et al*: Inflammaging and Osteoarthritis. *Clin Rev Allergy Immunol* 2023; **64**: 222-238.
2) Cui Q, Jo WL, Koo KH, *et al*: ARCO consensus on the pathogenesis of non-traumatic osteonecrosis of the femoral head. *J Korean Med Sci* 2021; **36**: e65.

〈伊東秀樹〉

Part 2 ステロイドの副作用対策

● 消化器症状の予防と対処

Q16 ステロイド潰瘍はなぜ起こるのですか？

Answer

消化管粘膜でのプロスタグランジン（PG）産生を低下させるために起こります．ただし，ステロイド単剤では消化性潰瘍発生のリスク因子とはなりません．

Points

☑ ステロイド内服患者すべてが潰瘍予防薬の対象ではない．消化性潰瘍と出血のリスクを検討する．

解説

プロスタグランジン（PG）は，消化管において粘膜保護作用があり，PG産生低下により粘膜血流や粘液量の低下，組織修復障害，胃酸の増加などが起き，消化性潰瘍に作用する．PGは，アラキドン酸が代謝される過程で生成される（図1）．

細胞膜リン脂質に結合しているアラキドン酸は，ホスホリパーゼA_2（phospholipase A_2：PLA_2）の活性化により，遊離される．アラキドン酸はシクロオキシゲナーゼ（cyclooxygenase：COX）の作用を受けて，PG類やトロンボキサン（TX）等種々の生理活性物質に変換される．ステロイドはリポコルチンを介してPLA_2を抑制することにより，PG産生を減少させる[1]．

ステロイドはCOX-2に関連して，PG産生を低下させるが，COX-1には影響が少ない[1]．非ステロイド性抗炎症薬（non-steroidal anti-inflammatory

消化器症状の予防と対処　59

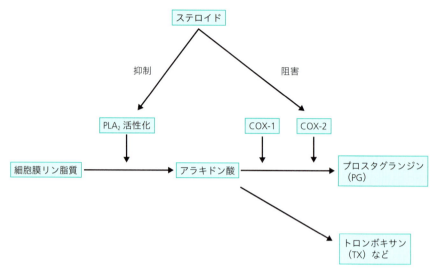

図 1　アラキドン酸カスケードにおけるステロイドの作用機転
PLA$_2$：ホスホリパーゼ A$_2$，COX：シクロオキシゲナーゼ．

drugs：NSAIDs）潰瘍のように，COX-1，2 の両方が阻害されていないため，ステロイド単剤では消化性潰瘍を起こしにくい．

『消化性潰瘍診療ガイドライン 2020』でも，「糖質ステロイドは消化性潰瘍発症のリスク因子とはならない」[2] と示されているため，一律にプロトンポンプ阻害薬（proton pump inhibitor：PPI）などの潰瘍予防は必要ではない．ただし，ほかの消化性潰瘍のリスクのある患者ではステロイド投与が有意にリスクを増大させる．リスクとは，NSAIDs（COX-2 選択的阻害薬以外）やアスピリン内服，高齢者等，表 1[1,3] に示した通りである．

表 1[1,3] のようなリスク因子のある患者に対しては，ステロイド使用時，個別に制酸薬の使用を検討することが望ましい．

また，ヒドロコルチゾン（コートリル®）250 mg/ 日〔プレドニゾロン（プレドニン®）換算 62.5 mg/ 日〕を超えるステロイドを使用する際には，ストレス潰瘍予防のために PPI の使用が望まれる[4]．

表1　ステロイド投与による消化性潰瘍のリスク因子

患者背景	消化性潰瘍の既往，ヘビースモーカー，アルコール多飲，高齢者，*H.pylori* 感染，高ストレス下（入院，特に ICU など），門脈圧亢進症を伴う肝硬変，凝固異常や出血傾向を伴う疾患など
薬剤	NSAIDs，抗血小板薬，抗凝固薬，ビスホスホネート薬，抗がん薬（フルオロウラシルなど）

NSAIDs：非ステロイド性抗炎症薬.
（Hsiang KW, *et al*: *Br J Clin Pharmacol* 2010; 70: 756-761，Caplan A, et al: *J Am Acad Dermatol* 2017; 76: 1-9）

処方例

（1）46歳，女性．既往歴なし．関節リウマチを新規発症．メトトレキサート（リウマトレックス®）週8 mg 開始するも，日常生活に支障をきたす関節痛あり，NSAIDs では疼痛コントロール不十分のため，NSAIDs からプレドニゾロン 15 mg/ 日に変更し，3か月で漸減中止

→　PPI の処方は必須ではない．必要に応じてヒスタミン H_2 受容体拮抗薬や胃粘膜保護薬を検討.

（2）82歳，男性．心筋梗塞の既往あり，抗血小板薬内服中．クレアチニンクリアランス（Ccr）< 20 mL/ 分．痛風発作にて，プレドニゾロン 15 mg/ 日を5日間処方

→　プレドニゾロン内服時は，腎機能に注意して PPI の処方を検討する.

（3）35歳，女性．既往歴なし．中枢神経ループスにて，メチルプレドニゾロンコハク酸エステルナトリウム（ソル・メドロール®）1,000 mg のステロイドパルス療法を3日間施行し，後療法としてプレドニゾロン 50 mg/ 日を1週間投与，以後漸減

→　高用量のステロイド投与のため，PPI 必須.

消化器症状の予防と対処　61

■ 文献

1) Hsiang KW, Ng YY, Lu CL, *et al*: Corticosteroids therapy and peptic ulcer disease in nephrotic syndrome patients. *Br J Clin Pharmacol* 2010; **70**: 756-761.

2) 日本消化器病学会（編）：消化性潰瘍診療ガイドライン 2020（改訂第 3 版），BQ5-18 糖質ステロイド投与は消化性潰瘍発生（再発）のリスク因子か?，155，南江堂，2020.

3) Caplan A, Fett N, Rosenbach M, *et al*: Prevention and management of glucocorticoid-induced side effects: A comprehensive review: A review of glucocorticoid pharmacology and bone health. *J Am Acad Dermatol* 2017; **76**: 1-9.

4) 鈴木翔太郎：ステロイドの副作用と対策．人工呼吸 2022；**39**：145-152.

（久次米吏江）

Part 2　ステロイドの副作用対策

● 消化器症状の予防と対処

 消化管カンジダ症はなぜ起こるのですか？

Answer

ステロイドの長期使用などにより易感染性の状態になった患者に日和見感染としてカンジダ症を発症します．

Points

- ☑ *Candida* は口腔，消化管，膣，皮膚などにいる常在菌である．
- ☑ 食道カンジダ症が最も多くみられる．
- ☑ 程度に応じて経過観察や抗真菌薬の投与を決定する．

解　説

Candida 属は自然界のなかでも 160 種以上も存在し，人間に感染するのは 20 種程度である．そのなかでも主に *Candida albicans* が過剰に増殖することが多い[1]．

消化管カンジダ症の好発部位は食道，胃，回腸末端，右側結腸，直腸の順に多い[2]．

最も好発部位である食道カンジダ症はステロイド治療による影響以外ではヒト免疫不全ウイルス（human immunodeficiency virus：HIV）感染[3]や後天性免疫不全症候群（acquired immunodeficiency syndrome：AIDS）患者や血液悪性腫瘍患者に発症することが多い．

食道カンジダ症の症状としては咽頭や胸部の違和感や嚥下痛を伴うこともあるが無症状なことも多い．

消化器症状の予防と対処　63

検査として，食道カンジダ症は上部消化管内視鏡検査で同定されることが多く，食道の粘膜に白苔が観察され，白苔の培養により *Candida* が同定され，診断となる．

　治療としては，軽症であれば治療を要さない場合もあるが，抗真菌薬での加療となりフルコナゾール（ジフルカン®）の内服や点滴，ボリコナゾール（ブイフェンド®）の内服やミカファンギン（ファンガード®）の点滴を選択し[4]，状態に合わせて2〜3週間投与することが多い[5]．

■ 文献

1) Samonis G, Skordilis P, Maraki S, *et al*: Oropharyngeal candidiasis as a marker for esophageal candidiasis in patients with cancer. *Clin Infect Dis* 1998; **27**: 283-286.

2) 岩下明徳，原岡誠司，高木靖寛，他：消化管感染症の病理．胃と腸 2002；**37**：286-304．

3) Bonacini M, Young T, Laine L: The causes of esophageal symptoms in human immunodeficiency virus infection. A prospective study of 110 patients. *Arch Intern Med* 1991; **151**: 1567-1572.

4) 日本医真菌学会侵襲性カンジダ症の診断・治療ガイドライン作成委員会（編）：日本医真菌学会侵襲性カンジダ症の診断・治療ガイドライン 2013，治療，17-20，日本医真菌学会，2013．

5) Pappas PG, Kauffman CA, Andes DR, *et al*: Clinical practice guideline for the management of candidiasis: 2016 update by the Infectious Diseases Society of America. *Clin Infect Dis* 2016; **62**: e1-50.

（髙倉悠人）

Part 2　ステロイドの副作用対策

精神症状の予防と対処

Q18　ステロイドによる精神症状はなぜ起こるのですか？

Answer

脳内の神経伝達物質に影響を与えるためと考えられていますが，明確な機序は解明されていません．

Points

- ☑ ドパミンやセロトニンに関わる仮説などが提唱されているが，明確な機序は不明である．
- ☑ ステロイドによる精神症状はおおよそ用量依存性に発症する．
- ☑ 原則はステロイドの減量・中止を試み，その上で必要なら向精神薬を検討する．

解説

　ステロイド誘発性精神病はステロイド治療直後から用量依存性に発生する副作用である．プレドニゾロン（プレドニン®）平均 15.6 mg/日を平均 92 か月間投与されていた患者の海馬の体積，代謝率，記憶と気分を非投与群と比較し，プレドニゾロン投与群のほうが両海馬の有意な萎縮があり，海馬の代謝率・記憶・気分も低下していたという報告がある[1]．ドパミンやセロトニン系などの神経伝達やペプチドの転写への影響や，視床下部 – 下垂体 – 副腎への代謝変化により海馬に影響があるなどの理論が提唱されているが，正確な機序はいまだ解明に至っていない[2]．

　発症の割合は文献によって大きく差があるが，国内では 2,069 名中 18 名が

精神症状の予防と対処　65

発症したとの報告がある[3]．また，プレドニゾロンの投与量が 40 mg/ 日を超えるとうつ病の発症率が増加し[4]，10 mg/ 日台でも抑うつ状態を惹起するという報告もある[1, 5]．ステロイドによる精神症状は投与初日から発症することもあれば 3 か月以降に発症することもある．発症時期の平均値は投与開始から 11.5 日であり，39% は最初の 1 週間以内に，62% は 2 週間以内に，83% は 6 週間以内に発症するとの報告がある[6]．症状としては不安，抑うつ，躁状態，攻撃性の増大，希死念慮，せん妄，ほかの要因で説明できない妄想や幻覚などが代表的である．

精神症状が原疾患によるものかステロイドによるものかは，原疾患の活動性とステロイド投与の経過から判断する．ステロイド減量で精神症状が改善すれば，ステロイドによる可能性が高く，ステロイド減量により精神症状が増悪した場合は原疾患による精神症状の可能性が高いと判断する．

ステロイドが減量できる状況であれば減量することが最適な治療である．しかし，原疾患の活動性が亢進しており，減量が難しい場合や減量しても精神症状が改善しないときには薬物治療を検討する．精神科医がいれば相談するべきだが，ここでは精神科医が不在の施設で内科医がステロイドによる精神症状に遭遇した状況を想定する．

1 せん妄

内科医が最も対処に困るのは当直などで遭遇するせん妄だろう．ステロイドによるせん妄症状は通常のせん妄と同様に，まずは背景となる疾患の検索と他疾患との鑑別が重要である．

a）鑑別

抑うつ状態：低活動性せん妄との鑑別が困難のため注意．

脳血管障害：脳の器質的障害は鑑別の 1 つであるだけでなく，せん妄のリスク因子である．

糖代謝異常：低血糖・高血糖による意識障害に注意．

内分泌疾患：あらゆる内分泌疾患は精神症状を起こす可能性がある．甲状腺

機能低下症は特に抑うつや低活動性せん妄との鑑別で重要.

薬物・CO・有害ガスによる中毒：精神疾患が背景にある場合，自ら曝露しているケースがあるため留意しておく.

b）予防

環境調整が重要だが，薬物による睡眠・覚醒リズムを整えることも予防になる.

薬物による予防ではメラトニン受容体作動薬であるラメルテオン（ロゼレム®），オレキシン受容体拮抗薬であるスボレキサント（ベルソムラ®），レンボレキサント（デエビゴ®）はせん妄発症の予防効果が認められている．2024年11月に収載されたダリドレキサント（クービビック®）も有効と考えられる.

c）治療

内服可能であればリスペリドン（リスパダール®），ペロスピロン（ルーラン®），クエチアピン（セロクエル®），オランザピン（ジプレキサ®）などの第二世代抗精神病薬が推奨される．内服不可であればハロペリドール（セレネース®），オランザピンが選択肢になる．脳血管障害が背景にある場合はチアプリド（グラマリール®）を検討してもよい．クエチアピンやオランザピンは錐体外路症状がリスペリドンに比較し出現しづらい．また，オランザピンは口腔内崩壊錠が存在する．ただし，糖尿病がある場合はクエチアピンやオランザピンは禁忌である．また，クエチアピンは他剤に比較し起立性低血圧が出現しやすく，高齢者では転倒に注意が必要である．リスペリドンは高齢者で過鎮静が起きやすく，ペロスピロンはリスペリドンと比較し過鎮静になりづらい.

低活動性せん妄であればトラゾドン（デジレル®，レスリン®）を考慮するが，心疾患がある場合は注意が必要である.

チアプリドは，脳梗塞後遺症に伴う攻撃的行為や精神興奮，徘徊，せん妄の改善などに適応があるが，ほかの抗精神病薬はすべて適応外である．使用前に適応外使用であることを家族に同意を得る必要がある．また，本人・家族にステロイドによる精神症状が出現する可能性があることを伝えておくことも重要である．チアプリドも脳梗塞以外の内科疾患やAlzheimer型認知症などに伴う

せん妄には適応はない．しかし，診療報酬請求の審査に関する通達（平成23年9月28日保医発0928第1号）では，クエチアピン，ハロペリドール，ペロスピロン，リスペリドンを「器質的疾患に伴うせん妄・精神運動興奮状態・易怒性」に対して使用した場合，当該使用事例は審査上認められている．

　ステロイドやオピオイドはせん妄を長期化させるため半減期の長い抗精神病薬も検討するが，高齢者では過鎮静になりやすいため半減期が短い薬剤から使用するのを推奨する．内服は症状が増悪する前のタイミングで内服するのがよい（夕方から症状が出現するのであれば昼に内服など）．用量，半減期，症状の出現タイミングで内服タイミングは調整する．

各疾患別の処方例

1　せん妄

処方例　(1) ラメルテオン　8 mg 1錠．※予防

(2) レンボレキサント　5 mg 1錠．10 mgまで．※予防

(3) トラゾドン　25〜200 mg　1回から数回に分割して投与（内科医が使用するのであれば150 mg程度までが無難）．※低活動型せん妄（ベッド上でゴソゴソ程度）に有用．心疾患に注意．

(4) ハロペリドール　1〜2 mgから開始．必要に応じて2〜4時間ごとに投与．6 mg/日程度まで．※パーキンソン病やレビー小体型認知症には禁忌．

(5) ハロペリドール注射液　2.5〜5 mg．必要に応じて2〜4時間ごとに静注が基本．興奮が著明でルート確保できず，緊急性が高い状態は筋注も選択肢である．

(6) チアプリド　25 mg．25〜150 mg　分1〜3（内科医が使用する場合は75 mg分3までが無難）．

(7) リスペリドン錠・内服液　1mg．1〜3 mg　分1〜2夕〜眠前．半減期（21時間）を考慮し早急な増減は避ける．日中にも

せん妄が持続する場合に適している.

(8) クエチアピン　25 mg 錠．12.5〜50 mg　分 1 夕・眠前．あるいは分 2 夕，就寝前．半減期が短く（3.5 時間），日中に残りにくいため夜間せん妄に適している．※糖尿病と起立性低血圧に注意．

(9) オランザピン　2.5 mg．2.5〜10 mg　分 1 夕〜眠前．※糖尿病に注意．

(10) ペロスピロン　4 mg．4〜8 mg　分 1 夕〜眠前.

2　抑うつ状態

処方例 (1) セルトラリン（ジェイゾロフト®）　25〜100 mg　分 1〜2.
(2) エスシタロプラム（レクサプロ®）　10〜20 mg　分 1.
ほかの選択的セロトニン再取り込み阻害薬（selective serotonin reuptake inhibitors：SSRI）やセロトニン・ノルアドレナリン再取り込み阻害薬（serotonin noradrenaline reuptake inhibitors：SNRI）の使用を考慮してもよい.

3　躁状態（内科医のみによるコントロールは難しい）

処方例 (1) 炭酸リチウム（リーマス®）（血中濃度の管理が必要なため精神科医による介入が望ましい）．※催奇形性あり．非ステロイド性抗炎症薬（non-steroidal anti-inflammatory drugs：NSAIDs）併用注意．
(2) バルプロ酸（デパケン®）　400〜1200 mg　分 2〜3．※催奇形性あり．高アンモニア血症に注意．
(3) オランザピン　5〜20 mg　分 1〜2.
(4) アリピプラゾール（エビリファイ®）　12〜24 mg　分 1〜2.

精神症状の予防と対処　69

4 幻覚 / 妄想状態

処方例　(1) リスペリドン錠・内服液　1〜5 mg　分 1〜3.

(2) アリピプラゾール　6〜24 mg　分 1〜2. 内用液や口腔内崩壊錠など剤形が多い.

(3) ブロナンセリン（ロナセン®）　8〜20 mg　分 1 就寝前あるいは分 2（夕，就寝前）. テープ製剤があり，内服も末梢確保も難しいケースでは選択肢にあがるが，効果は高くない. 過鎮静時は剥がすことで対応可能. 高プロラクチン血症が起きづらい. 全身性エリテマトーデス（systemic lupus erythematosus：SLE）などは若い女性が多く使いやすい.

※処方量は薬剤添付文書と参考文献より引用した. 向精神薬の使用に際しては，過鎮静，錐体外路症状などの副作用には注意が必要である.

■ 文献

1) Brown ES, J Woolston D, Frol A, *et al*: Hippocampal volume, spectroscopy, cognition, and mood in patients receiving corticosteroid therapy. *Biol Psychiatry* 2004; **55**: 538-545.

2) Skórzewska A: Glucocorticoid-induced depression – the role of the dopaminergic system and microRNAs. *Postep Psychiatr Neurol* 2021; **30**: 197-202.

3) Wada K, Yamada N, Sato T, *et al*: Corticosteroid-induced psychotic and mood disorders: diagnosis defined by DSM-IV and clinical pictures. *Psychosomatics* 2001; **42**: 461-466.

4) Ling MH, Perry PJ, Tsuang MT: Side effects of corticosteroid therapy. Psychiatric aspects. *Arch Gen Psychiatry* 1981; **38**: 471-477.

5) Bolanos SH, Khan DA, Hanczyc M, *et al*: Assessment of mood states in patients receiving long-term corticosteroid therapy and in controls with patient-rated and clinician-rated scales. *Ann Allergy Asthma Immunol* 2004; **92**: 500-505.

6) Lewis DA, Smith RE: Steroid-induced psychiatric syndromes. A report of 14 cases and a review of the literature. *J Affect Disord* 1983; **5**: 319-332.

■ 参考文献

・大森哲郎（編著）：よくわかる精神科治療薬の考え方，使い方，第 4 版，中外医学社，2023.
・日本総合病院精神医学会せん妄指針改訂班（統括：八田耕太郎）編：せん妄の臨床指針〔せん妄の治療指針第 2 版〕（日本総合病院精神医学会治療指針 1），星和書店，2015.

（峰岸靖人）

Part 2 ステロイドの副作用対策

● 高血圧の予防と対処

 ステロイドによる血圧上昇はなぜ起こるのですか？

Answer

ステロイドは NO の産生抑制，レニンの産生増加によるアンジオテンシン II の増加，エリスロポエチン産生増加による血管収縮，ミネラルコルチコイド受容体への刺激増大などが考えられています．

Points

- ☑ 様々な機序が提唱されているが，いまだ解明されていない部分もあり，さらなる研究が待たれている．

解説

　高血圧は医原性 Cushing 症候群の患者の約 20% で観察されている．この副作用は用量依存的であり，低用量のステロイド服用患者にはあまりみられない．中等量以上のステロイドを長期投与すると高血圧のリスクが高くなる．点鼻薬やステロイド外用薬の長期使用でも高血圧を起こす可能性がある[1]．
　原因として下記が考えられている．
- レニンの産生増加によるアンジオテンシン II の増加：ステロイドがレニンの産生を増加させ，アンジオテンシン II が増加し，血管を収縮させて血圧を上昇させる[2]．
- エリスロポエチン産生増加による血管収縮：ステロイドがエリスロポエチンの産生を増加させ，血管収縮が促進されることで血圧が上昇する．
- NO の産生抑制：ステロイドが血管平滑筋の内皮型 NO 合成酵素の活性を低

下させ，その結果として NO の産生が抑制され，血管が収縮しやすくなることで血圧が上昇する[3]．

しかし，これらの機序はいずれも仮説の段階であり，さらなる研究が必要とされている．

処方例 まずは塩分制限などの食事療法を行うが，改善が難しい場合は降圧薬の内服を開始する．ステロイドによる低カリウム血症に注意した内服薬を選択する．
(1) オルメサルタン（オルメテック®） 10 mg 1 回 1 錠 1 日 1 回
(2) アムロジピン（アムロジン®，ノルバスク®） 1 回 1 錠 1 日 1 回
(3) スピロノラクトン（アルダクトン®A） 25 mg 1 回 1 錠 1 日 2 回

■ 文献

1) 奥山由紀，梅村　敬：薬剤誘発性高血圧．心臓 2014；46：314.
2) Saruta T: Mechanism of glucocorticoid-induced hyper-tension. *Hypertens Res* 1996; **19**: 1-8.
3) Thida M, Earl J, Zhao Y, *et al*: Effects of sepiapterin supplementation and NOS inhibition on glucocorticoid-induced hypertension. *American Journal of Hypertension* 2010; **23**: 569-574.

（伊東秀樹）

Part 2　ステロイドの副作用対策

● 動脈硬化，脂質異常症の予防と対処

Q20 ステロイドによる脂質異常はなぜ起こるのですか？

Answer

ステロイドによる脂質代謝異常の機序はいまなお不明な点が多いですが，主な原因は，超低密度リポ蛋白質（VLDL）の産生増加と，遊離脂肪酸（FFA）の放出とされています．

Points

- ☑ ステロイドは肝臓での超低密度リポ蛋白質（VLDL）産生を増加させる．
- ☑ ステロイドは低密度リポ蛋白質（LDL）を増加させる．
- ☑ ステロイドはリポ蛋白質リパーゼ（LPL）活性を上昇させ，トリグリセリド（TG）加水分解を促進するため，TG が増加する．
- ☑ ステロイドは高密度リポ蛋白質（HDL）を増加させる．
- ☑ ステロイドによる高 LDL コレステロール血症にはスタチンが，高 TG 血症にはペマフィブラート（パルモディア®）やエゼチミブ（ゼチーア®）などが有効である．

解　説

1　ステロイドと脂質代謝

　ステロイドは，標的器官の細胞内に拡散した後，細胞質または核に存在するグルココルチコイド受容体（glucocorticoid receptor：GR）に結合する．その

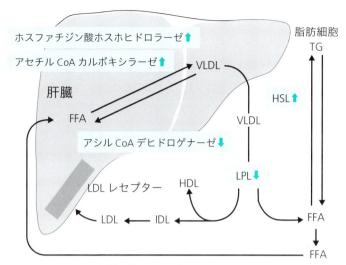

図1：ステロイドの脂質代謝に対する作用

VLDL：超低密度リポ蛋白質，LPL：リポ蛋白質リパーゼ，HDL：高密度リポ蛋白質，IDL：中間密度リポ蛋白質，LDL：低密度リポ蛋白質，FFA：遊離脂肪酸，HSL：ホルモン感受性リパーゼ，TG：トリグリセリド．
（草鹿育代，他：ステロイド誘発高脂血症．*Modern Physician* 2009; **29**: 699-702）

後，核内に移行し，DNA と結合して転写活性を発現する．GR は生体内に広く分布するが，脂質代謝への影響を考えると，特に肝臓と脂肪組織が重要である（図1）[1]．

　肝臓では TG 合成酵素であるホスファチジン酸ホスホヒドロラーゼ活性を亢進させ，また TG 分解酵素であるアシル CoA デヒドロゲナーゼを抑制する．これらの作用によりステロイドは超低密度リポ蛋白質（very low-density lipoprotein：VLDL）産生を増加させる．また，ステロイドが遊離肝細胞において，VLDL 合成を直接亢進させることが報告されている．

　ステロイドは低密度リポ蛋白質（low density lipoprotein：LDL）も増加させるが，その機序としては，VLDL 産生増加に伴う間接的な産生増加と肝臓での LDL 受容体の活性の低下による LDL 異化低下も関与する．また HMG-CoA 還元酵素活性が亢進し，肝臓でのコレステロール合成も増加するとされる．

ステロイドはインスリン抵抗性を引き起こし，VLDL の合成が促進され，LDL コレステロールおよび TG 濃度が上昇する．ステロイドは末梢のリポ蛋白質リパーゼ（lipoprotein lipase：LPL）活性を増加させ，TG 加水分解を促進するため，TG の増加は LDL コレステロールの増加よりも遅く緩やかと考えられている．

　ステロイドは高密度リポ蛋白質（high density lipoprotein cholesterol：HDL）産生も増加させる．VLDL の TG が LPL によって加水分解され減少していく過程でリン脂質が相対的に増加し，それが HDL と癒合して HDL 産生を高めているとされる[2]．

2　治療

　治療としては，まずは栄養指導による摂取カロリー制限と脂質改善のための食事療法が重要である．しかし，食事療法のみでは十分な脂質管理は困難であることが多い．高 LDL コレステロール血症に対してはスタチンが効果的である．高 TG 血症を合併する場合には，スタチンに加えて，エゼチミブや横紋筋融解症のリスクが低いペマフィブラートやエイコサペンタエン酸などが有効であると考えられる．ステロイドによる脂質異常症はステロイド治療を中止できれば改善する可能性が高い[3]．

ミニ症例

　30 歳代の女性．右視力低下，右視野欠損を主訴に受診した．同日夜間から右眼の急速な視力低下がみられ，血液検査では抗アクアポリン 4（AQP4）抗体陽性，眼窩造影 MRI にて右視神経に高信号を認め，抗 AQP4 抗体陽性視神経炎と診断した．

　ステロイドパルス療法を行った後，後療法としてプレドニゾロン（プレドニン®）40 mg/ 日の内服を開始し，徐々に視力は改善した．プレドニゾロンは漸減されたが，ステロイド内服開始 2 か月後から TG，LDL コレステロールの上昇を認め，TG 420 mg/dL，LDL コレステロール 142 mg/dL（TG，LDL コレス

テロール値ともに治療前は正常範囲）まで上昇した．

　食事療法に加えてペマフィブラート 0.2 mg/ 日の内服が開始された．ペマフィブラート内服を開始し 2 か月後には LDL コレステロール，TG 濃度は正常化した．その後，ステロイドは 5 mg/ 日まで漸減し，視神経炎の再燃なく経過している．

処方例　ペマフィブラート　1 回 0.1 mg　1 日 2 回　朝・夕食後．

■ 文献

1)　草鹿育代，長坂昌一郎：ステロイド誘発高脂血症．*Modern Physician* 2009; **29**: 699-702.
2)　森聖二郎：ステロイド療法と脂質代謝異常．動脈硬化 1998；**26**：81-86.
3)　吉田雄一，柴田洋孝：ステロイドの副作用対策のポイント 糖尿病・脂質異常症・高血圧．臨と研 2022；**99**：1240-1244.

（今村宗嗣）

Part 2　ステロイドの副作用対策

動脈硬化，脂質異常症の予防と対処

　ステロイドによる血栓症はなぜ起こるのですか？

凝固因子（VII，VIII，XI）活性の増加が知られていますが，詳細な機序は不明です．

Points

- ☑ ステロイド投与患者では静脈血栓塞栓症（VTE）リスクが2〜3倍に増加している．
- ☑ 血栓症の機序として凝固因子（VII，VIII，XI）活性の増加などが知られているが，基礎疾患自体や安静などが部分的に交絡因子として影響していると考えられる．
- ☑ ステロイドの長期使用は動脈硬化の促進を介して脳梗塞や心筋梗塞など動脈血栓症のリスク要因ともなる．

解　説

　ステロイド投与患者は血管炎症候群でなくても全身の炎症や安静などにより血栓リスクが増加している．ステロイド投与によりそうしたリスクを低下させる効用もあるが，それを上回る血栓症リスクが知られている．

　デンマークで 2005 年から 2011 年にかけて静脈血栓塞栓症（venous thromboembolism：VTE）と診断された 38,765 例と 387,650 名のコントロールを用いた検討では，ステロイド投与者全体で 2.31 倍，90 日以内に開始された例に限ると 3.06 倍，そして中止から 1 年以上経過した症例では 0.94 倍のリ

スク比となっていた[1]．ステロイド治療開始前から調査したオランダの研究では，ステロイド投与期間においてVTEリスクは非投与期間と比較して3.51倍に増加していたが，ステロイド開始の前週でも2.53倍になっており，開始から1週以内には5.28倍であった[2]．ステロイド開始から半年後には1.55倍まで低下していた．このことからステロイド投与と基礎疾患や患者の要因が複合的に発症リスクを高めていると考えられた．

　VTEの機序として凝固因子（VII，VIII，XI）活性の増加やplasminogen activator inhibitor（PAI）-1の増加による線溶系への影響も報告されている[3]．さらに他項で述べられているような脂質・糖代謝異常，高血圧などを介して動脈硬化を促進するため，脳梗塞や心筋梗塞など動脈血栓症のリスク要因ともなる[4]．

処方例 免疫介在性炎症性疾患（immune-mediated inflammatory disease：IMID）による主要臓器または多臓器病変を認め，差し迫った生命や臓器後遺症の危険が予想される場合
メチルプレドニゾロンコハク酸エステルナトリウム（ソル・メドロール®）1回1,000 mg 1日1回（点滴静注，3日間）．
この3日間のみ．

■ 文献

1) Johannesdottir SA, Horváth-Puhó E, Dekkers OM, *et al*: Use of glucocorticoids and risk of venous thromboembolism. A nationwide population-based case-control study. *JAMA Intern Med* 2013; **173**: 743-752.

2) Orsi FA, Lijfering WM, Geersing GJ, *et al*: Glucocorticoid use and risk of first and recurrent venous thromboembolism: self-controlled case-series and cohort study. *Br J Haematol* 2021; **193**: 1194-1202.

3) Van Zaane B, Nur E, Squizzato A, *et al*: Systematic review on the effect of glucocorticoid use on procoagulant, anti-coagulant and fibrinolytic factors. *J Thromb Haemost* 2010; **8**: 2483-2493.

4) van der Sluis RJ, Hoekstra M: Glucocorticoids are active players and therapeutic targets in atherosclerotic cardiovascular disease. *Mol Cell Endocrinol* 2020; **504**: 110728.

（亀田秀人）

Part 2 ステロイドの副作用対策

● 耐糖能異常の予防と対処

Q22 ステロイド糖尿病はなぜ起こるのですか？

Answer
肝臓での糖新生の亢進とインスリン抵抗性の増大によります．

Points

- 多くは，プレドニゾロン（プレドニン®）15 mg/日以上で投与当日の午後から血糖が上昇し始める[1]．ステロイド糖尿病の血糖値の推移パターンを考慮した治療を行う．

解説

1 ステロイド糖尿病の発症機序

ステロイドは，インスリン拮抗ホルモンの1つであり，ステロイド治療により起こる耐糖能異常は，膵β細胞の予備能に依存する[2]．

ステロイドは，インスリンの標的臓器である肝臓，筋肉，脂肪組織において，ブドウ糖の産生と利用の両側面から拮抗的に作用し，血糖を上昇させる[2,3]．つまり，肝臓での糖新生の亢進と，末梢組織におけるインスリン抵抗性の増大が主たる病態であると考えられている（図1）．

2 ステロイド糖尿病の血糖値の推移パターン

ステロイド使用中は，食後血糖が上昇し，昼・夕食後に顕著となり，朝食前にかけて血糖は緩やかに低下していく．特に，糖尿病患者では食後，昼から夕

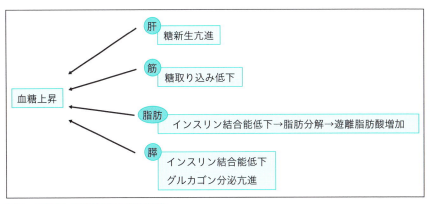

図1　ステロイド糖尿病の発症機序

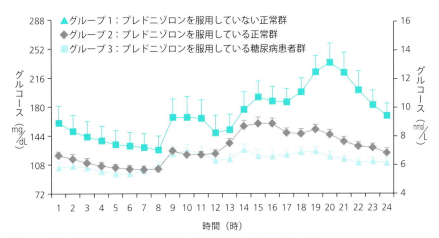

図2　ステロイド使用中の持続グルコースモニター（CGM）データ

(Burt mg, et al: Continuous monitoring of circadian glycemic patterns in patients receiving prednisolone for COPD. J Clin Endocrinol Metab 2011; **96**:1789-1796)

方の血糖上昇が著しい（図2）[4]．ステロイド糖尿病では空腹時血糖が正常，食後血糖のみが高値で，HbA1cに反映されない症例が存在する．それゆえ，食後2時間での食後高血糖のチェックや，血糖4検（毎食前，就寝前）などによる耐糖能異常の早期発見が重要である．

3 治療

　ステロイド糖尿病においても，まずは食事療法や運動療法が重要である．薬物療法では，保険適応がとれていないもののすべての経口血糖降下薬を使用できる．SGLT2 阻害薬の安全性と有効性について，現在も検討が行われているが，尿路感染症の増加など注意が必要である．

　重度の高血糖（血糖値 250〜300 mg/dL 以上）や既存の糖尿病患者，長期間もしくは高用量のステロイド治療が必要な場合は，インスリン治療が推奨される．処方例を表 1 にまとめた．

処方例　表1　糖尿病患者のステロイド投与時の血糖コントロール方法

		既存治療		
		食事療法または経口薬	インスリン療法	
インスリンの必要量（目安）		10U 未満	10U 以上 例 PSL20 mg → 12〜18U PSL40 mg → 26〜32U	投与中のインスリン量 + PSL5 mgあたり 2〜4U
投与法①	インスリンの種類	即効型もしくは超即効型		
	回数	朝・昼前 2 回打ち	毎食前 3 回打ち 例 朝：昼：夕 = 1：2：1	毎食前　3 回打ち
投与法②	インスリンの種類	中間型もしくは持効型	強化インスリン療法　4 回打ち	
			即効型もしくは超即効型	中間型もしくは持効型
	回数	朝 1 回打ち	毎食前	眠前

PSL：プレドニゾロン．

　非糖尿病患者においても，食後血糖値が 200 mg/dL 以上の場合，インスリン治療を検討する．0.15 U/kg のインスリンから開始し，最終的には食事療法・

表2 ステロイド投与量に対する中間型インスリン投与量のめやす

プレドニゾロン投与量 （mg/日）	インスリン投与量 （U/kg）
≧ 40	0.4
30	0.3
20	0.2
10	0.1

（日本糖尿病学会：糖尿病専門医研修ガイドブック 改訂第9版－日本糖尿病学会専門医取得のための研修必携ガイド－，190，448-450，診断と治療社，2023）

経口薬使用中の糖尿病患者と同様の対応を行う．また，ステロイド投与量と体重から追加投与量を決定するめやすとして表2のような簡便法がある（表2）[1]．

既存のインスリン量に追加して中間型インスリンを朝のステロイドと同時に投与する．この追加総投与量をめやすとして超即効型などで分割投与することも可能である．

がん化学療法などで使用されるデキサメタゾン（デカドロン®）の場合，力価がプレドニゾロンの約6倍で，作用時間も48～72時間と長いため，重篤な高血糖が数日間遷延する可能性があるため，注意が必要である[1]．

■ 文献

1) 日本糖尿病学会（編・著）：糖尿病専門医研修ガイドブック 改訂第9版－日本糖尿病学会専門医取得のための研修必携ガイド－，190，448-450，診断と治療社，2023.

2) Bonaventura A, Montecucco F: Steroid-induced hyperglycemia: an underdiagnosed problem or clinical inertia? a narrative review. *Diabetes Res Clin Pract* 2018; **139**: 203-220.

3) Swarbrick M, Zhou H, Seibel M: Mechanisms in endocrinology: Local and systemic effects of glucocorticoids on metabolism: new lessons from animal models. *Eur J Endocrinol* 2021; **185**: R113-R129.

4) Burt mg, Roberts GW, Aguilar-Loza NR, *et al*: Continuous monitoring of circadian glycemic patterns in patients receiving prednisolone for COPD. *J Clin Endocrinol Metab* 2011: **96**: 1789-1796.

（久次米吏江）

Part 2　ステロイドの副作用対策

● 白内障・緑内障の予防と対処

Q23　ステロイド緑内障はなぜ起こるのですか？

Answer

ステロイド緑内障の詳細な病態は不明ですが，ステロイド投与により眼圧が上昇します．

Points

- ☑ 眼圧が上昇することにより視神経を圧迫し視神経線維の萎縮を引き起こし，その結果，視野が徐々に狭くなるという現象が起こる．
- ☑ ステロイドによる眼圧上昇機序は明らかにはされていないが，前房隅角での房水流出障害が原因と考えられている．
- ☑ ステロイドによる眼圧上昇は，眼周囲への投与がその大きな原因であるが，内服薬や吸入薬などでも起こる可能性がある．
- ☑ 眼圧上昇はステロイド投与を受けた全症例に発症するわけではなく，感受性の高い症例，つまりステロイドレスポンダーで眼圧が上昇するとされている．
- ☑ 治療の基本は①ステロイドの中止②薬物療法③手術療法である．

― 解　説 ―

1　機序

　ステロイドによる眼圧上昇機序は明らかにはされていないが，いくつかの説が報告されている．

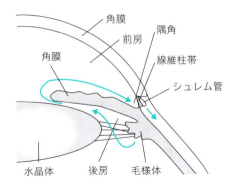

図1 房水の流れ
(岩崎健太郎, 他：緑内障. 特集 内科医に求められる他科の知識―専門家が伝える Do/Don't. 内科 2019；**124**：1818-1820)

- 隅角の線維柱帯細胞に作用し，リソソームの膜を安定化し，グリコサミノグリカンの分解を調節する酵素の放出を抑制するために線維柱帯にグリコサミノグリカンが蓄積する．
- 線維柱帯細胞による細胞外マトリックスの産生が促進され，線維柱帯細胞が変化する．
- 線維柱帯細胞の内皮細胞の貪食能の低下が引き起こされる．

このようにいくつかの機序により眼内の房水流出抵抗が増大するために眼圧が上昇すると考えられている（図1）[1,2]．

2 ステロイドと眼圧

ステロイドによる眼圧上昇は，点眼薬，結膜下注射薬，眼瞼への軟膏塗布など，眼周囲への投与が大きな原因であるが，内服薬，吸入薬，点鼻薬などでも発症する可能性がある．ステロイドによる眼圧上昇は，初期には可逆性であり，投与中止1～4週で一般的には眼圧が正常化する．しかし，投与量が多く長期間になると不可逆性になることが報告されている．

眼圧上昇は，ステロイド投与を受けた全症例に発症するわけではなく，感受性の高い症例，つまりステロイドレスポンダーで眼圧が上昇するとされてい

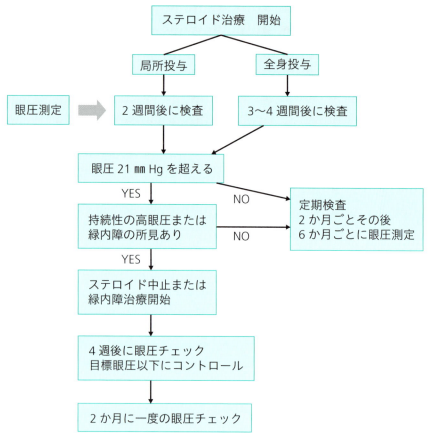

図2 ステロイド緑内障の管理
(Honjo M: External trabeculotomy for the treatment of steroid − induced glaucoma. *J Glaucoma* 2000; **9**: 483-485)

る[3]．ステロイドレスポンダーは，成人の 18〜36% に存在し，開放隅角緑内障や糖尿病の患者，強度近視などではさらに発症しやすいと考えられている．

ステロイド投与後の眼圧測定と管理の流れを図2[4]に示す．

3 治療

治療としては，まずステロイド投与の中止（あるいは減量）を考え，眼圧が

高いときは同時に眼圧降下点眼薬を併用する．多くの場合，これで眼圧下降が得られるが，ステロイド使用が長期に至り，ステロイド緑内障が慢性化すると，ステロイドを中止しても眼圧が下がらなくなる．その場合は，手術も含めて治療を考慮する必要が出てくる．ステロイド緑内障の眼圧上昇の原因は線維柱帯にあり，シュレム管以降の房水循環は問題ないと考えられ，線維柱帯切開術の有効性が高い．

■ 文献

1) 岩崎健太郎，稲谷大：緑内障．特集 内科医に求められる他科の知識―専門家が伝える Do/Don't．内科 2019；**124**：1818-1820．
2) 厚生労働省：重篤副作用疾患別対応マニュアル 緑内障．https://www.pmda.go.jp/files/000231680.pdf．
3) 豊口光子，高村悦子：グルココルチコイド治療と白内障・緑内障．リウマチ科 2011；**45**：232-236．
4) Honjo M: External trabeculotomy for the treatment of steroid－induced glaucoma. *J Glaucoma* 2000; **9**: 483-485.

（今村宗嗣）

Part 2 ステロイドの副作用対策

● 白内障・緑内障の予防と対処

  ステロイド白内障はなぜ起こるのですか？

Answer

発生機序は明らかにされていませんが，代謝異常，膜機能異常，酸化障害，グルココルチコイド受容体（GR）を介する機序，細胞接着分子の異常などが報告されています．

Points

- ☑ 発生機序は明らかではないが，ステロイド白内障は加齢性白内障と形態が異なり，後嚢下白内障のタイプで発症することが知られている．
- ☑ 代謝異常，膜機能異常，酸化障害，グルココルチコイド受容体（GR）を介する機序，細胞接着分子の異常などがこれまでに報告されている．
- ☑ ステロイド投与と白内障発症の関連については決定的な見解はない．
- ☑ ステロイド白内障は進行すれば手術適応となる．

解　説

1　概要

　皮質白内障は最も頻度が高く，白内障の大半を占める加齢性白内障に多くみられる．ステロイド白内障は，後嚢下白内障のタイプで発症する（図1)[1]．ステロイドによる典型的な水晶体の混濁は，水晶体後方の水晶体嚢（後嚢）に皿

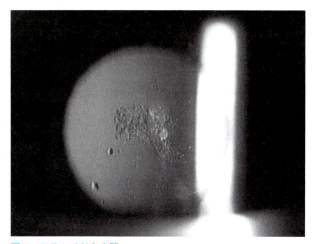

図1　ステロイド白内障
（中村邦彦：後嚢下白内障（解説）．あたらしい眼科 2010；27：595-598）

状混濁の形態をとる．

　水晶体は直径約1cmの透明なレンズで水晶体嚢という基底膜によって覆われている（図2）[2]．ステロイド白内障は，水晶体後方中央部の後嚢に近い水晶体皮質が皿状に白色混濁し，後嚢下混濁の形態をとり，これは加齢性白内障とは異なる[3]．

2　発症メカニズム

　ステロイド白内障の発症メカニズムは明らかにされていないが，以下のような機序が報告されている．
- グルココルチコイド，水晶体の酵素活性に直接影響を与えるか，あるいは受容体を介して酵素の合成に影響し水晶体の代謝障害を生じる可能性があるが，現時点では詳細は不明である．
- 外部のイオンバランスは，水晶体上皮細胞に局在するNa^+，K^+-ATPaseにより維持されている．Na^+，K^+-ATPaseが阻害されると，水晶体内にNa^+が流入し，K^+が水晶体から流入するため，水晶体の含水量が増加し，線維の

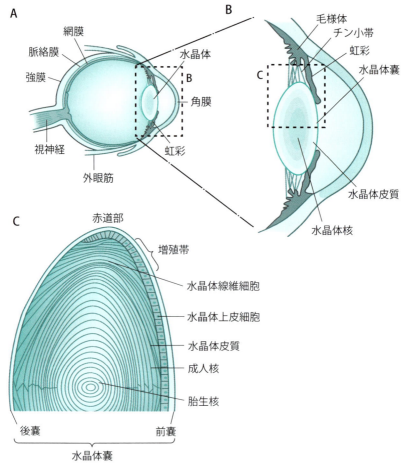

図2 水晶体の構造
A：目の構造，B：水晶体を拡大，C：水晶体の上半分を拡大
（古薮幸貴子，他：白内障とは．眼科ケア 2018年春季増刊 めめ子と学ぶまるごと白内障入門：10-18）

膨化，水晶体の膨潤を生じ，水晶体が混濁するとされる．しかし，ステロイド白内障の混濁は後嚢下に限局しているため，この説には矛盾が生じ，さらなる検討が必要とされる．
・酸化障害はほとんどすべてのタイプの水晶体混濁の惹起要因としてその関与

が報告されている．水晶体蛋白の構造変化を生じることによりチオール基（SH 基）が酸化され，ジスルフィド結合によって高分子量蛋白質の凝集体が増加する．その結果，散乱光強度は上昇し，水晶体は混濁する．水晶体には高濃度の抗酸化物質が存在するが，ステロイド投与による房水および水晶体中のグルタチオン，アスコルビン酸の低下が報告されている．

・ある種の細胞ではグルココルチコイドは細胞質内に存在するグルココルチコイド受容体（glucocorticoid receptor：GR）に結合し，核内に移動して作用を発現することが知られている．眼組織に関する GR の機能には解明されていない点が多い．

・カドヘリン（cadherin）は細胞を接着させる分子の 1 つである．細胞表面から長く伸びた構造をしている．このカドヘリンの欠損や異常により水晶体線維間の接着に異常をきたすと白内障を起こすことが報告されている．カドヘリンが水晶体の透明性維持に重要であることは容易に予測できる．デキサメタゾン（デカドロン®）がラット培養水晶体に後嚢下混濁を惹起し，混濁水晶体では E および N‐カドヘリンが減少していることが報告されている．

　ステロイド白内障に特徴的な後嚢下白内障とステロイド総投与量の間には明らかな相関関係がみられるとする報告や関連がないとする報告があり，結論が出ていない．プレドニゾロン（プレドニン®）換算で 10 mg/ 日以下での発症はまれだが，大量のステロイドを 1 年以上の長期に全身投与された場合，発症することが多く，6 か月未満では発症は少なく，成人と小児では小児のほうが発症しやすいと考えられている[4]．白内障発症とステロイド投与量の関連について決定的な見解が出ない理由としては，投与時の年齢，個体間でのステロイドに対する反応性の違い，人種差，遺伝的要因，原疾患の違いなどが考えられる．

3　治療

　ステロイド使用による白内障形成の予防や治療に有効な薬物療法はなく，視力低下が高度になれば手術が必要となる．現在普及している眼内レンズ挿入な

どの白内障手術は局所麻酔での小切開手術であり，局所・全身ともに侵襲は比較的低いため，白内障手術を避けるためにステロイド全身投与が中止されることは一般的にはない．ほとんどの症例で術後視力は改善し良好な結果が得られている[5]．

■ 文献

1) 中村邦彦：後嚢下白内障（解説）．あたらしい眼科 2010；27：595-598.
2) 古薮幸貴子，他：白内障とは．藤本雅彦（編著），眼科ケア 2018 年春季増刊号 めめ子と学ぶ まるごと白内障入門．メディカ出版，2018：10-23.
3) 豊口光子，他：グルココルチコイド治療と白内障・緑内障．リウマチ科 2011；45：232-236.
4) 佐々木洋：白内障の発症機序と臨床 ステロイド白内障．眼科 2003；45：1277-1289.
5) 寺田裕紀子：リウマチ・膠原病診療に必要な他科の知識と診療のコツ 第 5 回 高齢者で注意すべき眼科疾患（ドライアイ以外の疾患を対象に）．*Keynote R・A* 2017；5：42-45.

（今村宗嗣）

Part 2 ステロイドの副作用対策

副腎不全の予防と対処

Q25 ステロイドによる離脱症候群はなぜ起こるのですか？

Answer

ステロイド離脱症候群は，ステロイドを長期や過量に使用している状態から突然の中止や急激な減量に伴うステロイド不足に伴い発症します．

Points

- ☑ 正常では副腎皮質からプレドニゾロン（プレドニン®）換算で 2.5～5 mg/日のコルチゾールが分泌されている．
- ☑ ステロイド投与の突然の中止や減量にはステロイド離脱症候群の発症リスクがあり注意を要する．
- ☑ 発症時にはプレドニゾロンの再増量や短時間作用型ステロイドの補充療法を行う．

解説

　正常では副腎皮質からプレドニゾロン換算で 2.5～5 mg/日の内因性ステロイドホルモンであるコルチゾールが分泌されている．合成ステロイドの投与はコルチゾールに類似した働きをするため，長期や過量[1]に投与していると副腎がコルチゾールの分泌を抑制し機能が低下する．

　コルチゾールは通常，視床下部の副腎皮質刺激ホルモン放出ホルモン（corticotrophin releasing hormone：CRH）の刺激により下垂体前葉から副腎皮質刺激ホルモン（adrenocorticotropic hormone：ACTH）が分泌増加され，副腎皮質を刺激することによって産生されている．この視床下部 - 下垂体 - 副腎系

副腎不全の予防と対処　93

（HPA系または軸hypothalamic-pituitary-adrenal axis）に対し，ステロイドの投与によるネガティブフィードバックにより視床下部からのCRHと下垂体からのACTHに抑制をかけることにより，正常の副腎は萎縮し，コルチゾールの適切な分泌ができなくなる．その状態のなかで，ステロイド投与の突然の中止や急激な減量などにより，コルチゾール不足の副腎不全の状態に陥ることで，ステロイド離脱症候群になることがある[2, 3]．

　症状としては，Addison病と同様に全身倦怠感，関節痛，筋痛，頭痛，嘔気，発熱，血圧低下などがみられることがある．血液検査異常では，低ナトリウム血症，高カリウム血症，低血糖，好酸球上昇などがあげられる．治療は状態に応じて投与していたステロイドの増量や再開，短時間作用型ステロイドによる不足分の補充を行う．もともとの原疾患の悪化がないかどうかに注意することも重要である．

処方例 (1) プレドニゾロン10 mgを1日1回朝食後から5 mgを1日1回朝食後に減量して発症した場合

まず10 mgを1日1回朝食後に戻し，その後1〜2.5 mgずつ漸減する．

(2) プレドニゾロンの中止後に発症し，基礎疾患は安定

ヒドロコルチゾン（コートリル®）10 mgを1日1回朝食後で開始する．

■ 文献

1) Sacre K, Dehoux M, Chauveheid MP, *et al*: Pituitary-adrenal function after prolonged glucocorticoid therapy for systemic inflammatory disorders: an observational study. *J Clin Endocrinol Metab* 2013; **98**: 3199-3205.

2) Lamberts SW, Bruining HA, de Jong FH: Corticosteroid therapy in severe illness. *N Engl J Med* 1997; **337**: 1285-1292.

3) Furst DE, Saag KG: Glucocorticoid withdrawal. https://www.uptodate.com/contents/glucocorticoid-withdrawal.

（髙倉悠人）

Part 2 ステロイドの副作用対策

患者とのリスクコミュニケーション

Q26 飲み忘れや飲めなくなったときの対応やステロイドカバーは何ですか？

Answer

ステロイドを飲み忘れたときには，大抵はその日の不足分を飲みます．副腎不全の症状に注意して経過観察を行います．また，飲めなくなった際には点滴などでステロイドを継続する必要があります．

Points

- ☑ ステロイドの中断・過度な減量による副腎不全のリスクに注意する．
- ☑ ステロイドの飲み忘れや飲めなくなったときの副作用と対応については事前に説明しておく．
- ☑ 副腎不全を疑ったら早朝，または仰臥位30分安静後の血清コルチゾール値を測定する．
- ☑ ステロイドカバーはストレスの度合いに応じて症例ごとに検討して投与する．

解説

1 ステロイドを飲み忘れた，または飲めなくなったらどうなるのか

ステロイド加療中の患者が突然ステロイド内服を中断すると，ステロイド誘発性副腎不全症（glucocorticoid-induced adrenal insufficiency：GIAI）をきたすことがある．これは外因性ステロイドにより副腎皮質刺激ホルモン

患者とのリスクコミュニケーション 95

（adrenocorticotropic hormone：ACTH）にネガティブフィードバックがかかり，正常副腎皮質が萎縮して内因性コルチゾール分泌能が低下するためである．健常人は 1 日にコルチゾール約 2〜5 mg を分泌しており，特に朝にスパイク状に分泌が高まる．この量を超える外因性ステロイドを投与されると，続発性の副腎不全をきたす．

　原発性副腎皮質機能低下症では副腎皮質からのグルココルチコイド（コルチゾール），ミネラルコルチコイド（アルドステロン），副腎アンドロゲンのすべてが低下するのに対し，続発性副腎皮質機能低下症では，下垂体前葉からのACTH 分泌が低下することで副腎皮質からのグルココルチコイドと副腎アンドロゲンの分泌が抑制される．ミネラルコルチコイドはレニン–アンジオテンシン - アルドステロン系（renin–angiotensin–aldosterone system：RAAS）により分泌が保たれる．続発性副腎機能低下症のなかでは GIAI が最も多くを占めている．

　症候性 GIAI では発熱，体重減少，易疲労感，全身倦怠感，脱力感，食思不振，嘔気，嘔吐，腹痛，下痢，低血圧，低血糖，抑うつや傾眠傾向など多彩な臨床症状をきたす．急性の進行や重症の場合は意識障害や昏睡，血圧低下を示す．女性の場合は，腋毛や恥毛の脱落が続発性副腎機能低下症に特異的な所見である．一方で，色素沈着はむしろ原発性副腎機能低下症を示唆する所見である．

　GIAI の検査所見では末梢血の好酸球増多，低ナトリウム血症，高カリウム血症，低血糖，貧血，低コレステロール血症などが出現することがある．

　ステロイド加療を始める際にはシックデイ対応や飲み忘れたときの対処については事前に一緒に計画を練っておく．アドヒアランス順守が難しい患者では，家族や医療スタッフにも GIAI のリスクについて説明し，内服のサポートを依頼する．外来では，紛失時に備えて少量の余分を処方しておいたり，残薬を定期的に持参していただくなど工夫することも可能である．

2 ステロイドの中断・過度な減量による副腎不全のリスクに注意する

　ステロイド中断による副腎不全のリスクは生理的な内因性コルチゾール分泌能を上回る用量を 3 週間以上投与されたときである（表 1）[1]．これらの症例ではステロイド撤退時には現投与量からいきなり 0 mg にするのではなく，漸減する必要がある．

表 1　副腎不全のリスク因子

副腎不全のリスク因子
・プレドニゾロン換算 7.5 mg/ 日以上，3 週間以上
・プレドニゾロン換算 1 mg/kg/ 日を 2 週間以上連日投与
※　3 週間以上の投与では少量であっても副腎不全のリスクとなり得る

見逃しやすい副腎不全リスク
・短期間投与の反復（喘息発作，アレルギー，COPD 急性増悪など）
・d- クロルフェニラミンマレイン酸塩・ベタメゾン配合（セレスタミン®）の長期使用〔1錠あたり 0.25 mg のベタメタゾン（リンデロン®）が含まれる〕
・ステロイド外用薬（特にストロンゲストクラス），吸入薬〔特にフルチカゾン（フルタイド®）など〕の長期使用

COPD：慢性閉塞性肺疾患．
（Lee SH: Bridging gaps amidst limited evidence for glucocorticoid-induced adrenal insufficiency. *Endocrinol Metab*（*Seoul*）2024; **39**: 569-572）

　ステロイド投与法としては，隔日投与よりも連日投与，単回投与よりも分割投与，朝の内服よりも眠前投与が GIAI のリスクを高める．
　また，ステロイド漸減中に過度の減量を行った場合にも副腎不全は引き起こされることがある．これはステロイド離脱症候群と呼ばれる．
　ほかにも，吸入ステロイド薬の口腔内に残った薬剤の嚥下や，ステロイド外用薬でも 1 年以上使用した場合は中断後に GIAI が起こるリスクがある点に注意する[1]．あるいは，強いシトクロム P450 3A4（CYP3A4）阻害作用をもつ薬剤と併用していた場合も GIAI のリスクとなるため漸減が推奨される[1]．
　すでに Cushing 症候群症状を有する患者も漸減を選択する[1]．
　一方で，関節内注射は GIAI を引き起こすことはまれである．ただし，高用

患者とのリスクコミュニケーション　**97**

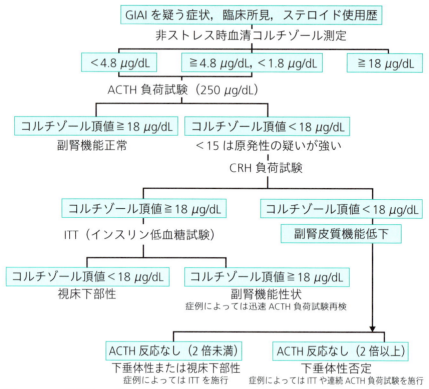

図1 GIAIの診断チャート
GIAI：ステロイド誘発性副腎不全，ACTH：副腎皮質刺激ホルモン．
(柳瀬敏彦，他：副腎クリーゼを含む副腎皮質機能低下症の診断と治療に関する指針．日内分泌会誌 2015；**91**：5-32)

量を反復して関節注射した場合はGIAIをきたした症例も報告されている[5]．

　ステロイド撤退の際に漸減するか，速やかな中止が可能かどうか迷った場合には内因性コルチゾール分泌予備能を評価する．血清ACTHと血清コルチゾール値を測定し，必要に応じて負荷試験を行う．GIAIの診断チャートを示す（図1）[7]．一般的にスクリーニングテストの時点で非ストレス負荷時の血清コルチゾール値が＜4.8 μg/dLであったとき，30分後値が＜12.6 μg/dLであったときにGIAIを疑うが，スクリーニングで血清コルチゾール＜18 μgであった場合もGIAIを否定できない[6]．

3 副腎不全になったら

副腎不全を疑ったら，早朝または仰臥位で 30 分間安静にした後に上体を起こさないままでの血清コルチゾール値を測定する．血清コルチゾール 18 μg/dL 未満では副腎不全を否定できない．副腎不全が示唆されたら，次に負荷試験を施行する．

副腎不全と診断したら，ステロイドカバーを行う．緊急で副腎不全治療を行う場合以外でも，ステロイド加療中の患者が感染症に罹患した場合などストレスが加わり相対的にステロイドが不足する状態が推測されるときにはステロイドカバーを行う．または，手術を行う場合などにもステロイドカバーを行う．

GIAI の場合はグルココルチコイドが不足し，ミネラルコルチコイドは保たれるため，グルココルチコイド作用を有するステロイドでカバーする．グルココルチコイド作用を有するのはプレドニゾロン（プレドニン®），メチルプレド

表 2　ストレスの度合い別にステロイドカバーを行う

	具体例	ステロイドカバーのめやす	継続期間
軽度	発熱，胃腸炎など	ヒドロコルチゾン 25〜50 mg/日またはメチルプレドニゾロン 5〜10 mg/日を経静脈投与	3〜4 日間，症状の持続に応じて調整
	大腸内視鏡，鼠径ヘルニア修復など		手術当日
中等度	肺炎，重症感染症など	ヒドロコルチゾン 50〜75 mg/日またはメチルプレドニゾロン 10〜15 mg/日を経静脈投与	症状の持続に応じて継続
	胆嚢摘出術，半結腸切除術など		術日に投与し術後経過が良好であれば徐々に通常量に戻す
重度	膵炎，分娩など	ヒドロコルチゾン 100〜150 mg/日の経静脈的投与またはメチルプレドニゾロン 20〜30 mg/日の経静脈投与	症状の持続に応じて継続
	胸部大手術，肝切除，帝王切開など		術日に投与し術後経過が良好であれば徐々に通常量に戻す
重篤	急性副腎不全（副腎クリーゼ），敗血症性ショック，その他のショック	ヒドロコルチゾン 50〜100 mg を 6〜8 時間おきに経静脈投与，または 0.18 mg/kg/時を持続静注さらにフルドロコルチゾン（フロリネフ®）50 μg/日を加えることができる	ショック離脱まで継続

（岩波慶一：新装改訂版 アウトカムを改善する ステロイド治療戦略，日本医事新報社，2023）

患者とのリスクコミュニケーション　**99**

ニゾロン（メドロール®），デキサメタゾン（デカドロン®）だが，漸減にデキサメタゾンは通常使用しない．なぜなら，デキサメタゾンは他剤よりも約30倍強い副作用誘発リスクをもつからである．詳細はQ38を参照いただきたい．一方，原発性副腎不全ではグルココルチコイド，ミネラルコルチコイドともに不足するため，どちらの作用も同等に有するヒドロコルチゾン（コートリル®）でカバーする．

　ステロイドカバーの用量は，個々の症例に応じて決定する（表2）[8]．ヒトはストレス負荷時にコルチゾール分泌量が増加するが，ステロイド加療中の場合は副腎からのステロイド分泌が得られないためステロイドを増量することで相対的な不足分をカバーする．この際，ストレスの度合いによりカバー量を決定する．ただし，ステロイドカバーも過量投与により骨粗鬆症や骨折，心血管疾患リスクが増加するため，副作用に十分注意する．また，重症の副腎不全で生じた血圧低下は補液や昇圧薬には反応を示さず，ステロイドカバーが必要である．

■ 文献

1) Lee SH: Bridging gaps amidst limited evidence for glucocorticoid-induced adrenal insufficiency. *Endocrinol Metab*（*Seoul*）2024; **39**: 569-572.

2) Schuetz P, Leuppi JD, Bingisser R, *et al*: Prospective analysis of adrenal function in patients with acute exacerbations of COPD: the reduction in the use of corticosteroids in exacerbated COPD（REDUCE）trial. *Eur J Endocrinol* 2015; **173**: 19-27.

3) Paragliola RM, Papi G, Pontecorvi A, *et al*: Treatment with synthetic glucocorticoids and the hypothalamus-pituitary-adrenal axis. *Int J Mol Sci* 2017; **18**: 2201.

4) 山本翔太郎, 佐藤浩二郎：ステロイド療法の副作用. *JOHNS* 2023; **39**: 360.

5) Gondwe JS, Davidson JE, Deeley S, *et al*: Secondary Cushing's syndrome in children with juvenile idiopathic arthritis following intra-articular triamcinolone acetonide administration. *Rheumatology*（*Oxford*）2005; **44**: 1457-1458.

6) Nieman LK, Biller BM, Findling JW, *et al*: The diagnosis of Cushing's syndrome: an Endocrine Society Clinical Practice Guideline. *J Clin Endocrinol Metab* 2008; **93**: 1526-1540.

7) 柳瀬敏彦，笠山宗正，岩崎泰正，他：副腎クリーゼを含む副腎皮質機能低下症の診断と治療に関する指針．日内分泌会誌 2015；**91**：5-32.

8) 岩波慶一：新装改訂版 アウトカムを改善する ステロイド治療戦略，日本医事新報社，2023.

（前澤怜奈）

Part 2 ステロイドの副作用対策

患者とのリスクコミュニケーション

Q27 妊娠・授乳中のステロイド投与は大丈夫でしょうか？

Answer
妊娠・授乳中にもステロイド加療が必要なときがあります．

Points

- ☑ 妊娠中のステロイド 0.5 mg/kg/ 日以上の投与は胎児発育不全や母体合併症のリスクとなる．
- ☑ 妊娠前から寛解維持に持ち込む，steroid sparing agent を併用するなどしてステロイド投与量をなるべく少量にしておく．
- ☑ 妊娠中の疾患再燃は妊娠に悪影響を及ぼすため疾患活動性コントロール目的にステロイドの必要量はしっかり投与する．
- ☑ 授乳中はステロイド 20 mg/ 日を超える場合は内服後から授乳まで 4 時間あける．

解説

　妊婦にもステロイドは使用可能である．通常はプレドニゾロン（プレドニン®）を用いる．ステロイドの移行性にはグルココルチコイド作用を活性化させる酵素である 11β-hydroxysteroid dehydrogenase type 1（11βHSD1）と，不活性化にさせる酵素である 11βHSD2 が関わっている．胎盤と胎児には 11βHSD1 はほとんど発現しておらず，11βHSD2 が発現しているため，プレドニゾロンは胎盤で約 90% が不活化され，胎盤移行性は 10% 程度と考えられている[1]．ほかに，ヒドロコルチゾン（コートリル®）も胎盤移行性は約 10% と考

えられている．一方で，メチルプレドニゾロン（メドロール®）は胎盤移行性18〜45％と推定されるため，妊婦へ投与すると胎児へ影響が出やすいと考えられる．デキサメタゾン（デカドロン®）やベタメタゾン（リンデロン®）は11βHSD2による代謝活性をほとんど受けないため，ほぼ100％胎児へ移行すると考えられている．このため，デキサメタゾンやベタメタゾンは胎児の治療目的に母体へ投与されることがある．

　ステロイド外用薬では，特に妊娠中ではストロンゲストクラスの外用薬は1FTU（finger-tip-unit）/日の使用にとどめる．ステロイド点鼻薬やステロイド点眼薬は母体や児への影響はほとんどない[2]．妊娠中には気管支喘息は1/3の割合で増悪するといわれているが，短期間での使用では吸入ステロイド薬は妊娠中も産褥期も児への影響は報告されていない[3]．

1　妊娠中のステロイド加療による胎児合併症

　妊娠週数によりステロイドによる胎児への影響は異なる．妊娠2〜3週までは All or none の時期であるため，薬剤の影響が小さければ特に後遺症を残さず，影響が大きい場合は流産となる．

　ステロイドによる催奇形性でよく知られているのは口唇口蓋裂と胎児発育不全である．妊娠5〜10週で口唇と口蓋が形成される．2000年に妊娠初期のステロイド投与は口唇口蓋裂を誘発するというメタアナリシスが報告された[4]．動物実験でもステロイドにより口唇口蓋裂が増加することは確かである．しかしその後，ステロイドはヒトの口唇口蓋裂の発生に関与しないという報告もされている．口唇口蓋裂は一般集団では発症率が低いため，それが3.4倍になったとしても必ず起こるというわけではない．

　妊娠中期以降のステロイドによる胎児毒性で明らかになっているのは胎児発育不全である．ステロイドによる胎児発育不全の予防のためには，母体の治療において胎盤移行性の低いヒドロコルチゾンやプレドニゾロンを用いること，また母体の疾患活動性のコントロール不良はむしろ胎児発育不全を増加させるため，必要量のステロイドをしっかり投与する．妊娠中のステロイド投与量で

絶対的に安全な量は定まっていないが，プレドニゾロン 10〜20 mg/ 日以下ではほぼ胎児への影響はないとされている[1]．また，母体へのステロイド投与による胎児の副腎不全は生じたとしても一過性に経過し，また出生後の児の副腎不全はプレドニゾロン 10〜40 mg/ 日では認められなかったとの報告がある[5]．

2　妊娠中のステロイド加療による母体合併症

生殖可能年齢に多い若年女性に好発する膠原病として全身性エリテマトーデス（systemic lupus erythematosus：SLE）があるが，SLE 女性患者を対象とした研究ではステロイドの妊娠中の投与が妊娠高血圧症候群，妊娠糖尿病，感染症，早期前期破水のリスクとなることが報告されている．

また，SLE がある妊婦の胎盤を用いた研究では，ステロイドにより卵膜脆弱性が誘発され早産期前期破水のリスクを増やしたとの報告もある[6]．

3　妊娠・出産のフェーズによるステロイド加療の考え方

a）妊娠前

妊娠前にステロイド投与量が 20 mg/ 日以下となるように疾患活動性のコントロールをする必要がある（表 1）[7]．ステロイド投与量を減らすために必要な steroid sparing agent を用いる（表 2）[8]．

妊娠中も継続可能な薬剤として以下のものが知られている．アザチオプリン（イムラン®，アザニン®），シクロスポリン（サンディミュン®，ネオーラル®），タクロリムス（プログラフ®，グラセプター®），ヒドロキシクロロキン（プラケニル®），TNF-α 阻害薬など．

※　一方，妊娠計画時に中止すべき薬剤にはメトトレキサート（リウマトレックス®），ミコフェノール酸モフェチル（セルセプト®），シクロホスファミド（エンドキサン®），ミゾリビン（ブレディニン®），JAK 阻害薬がある．

b）妊娠中

妊娠初期には胎盤移行性の低いプレドニゾロンを用いて疾患活動性のコントロールを行う．妊娠中の緊急手術ではストレスに備えてヒドロコルチゾンでス

患者とのリスクコミュニケーション　103

表 1　妊娠・出産のフェーズによるステロイド加療の使い分け

	目標	ステロイドの種類	ポイント
妊娠前	基礎疾患の病勢コントロール，少量ステロイドで安定を維持する	プレドニゾロン，メチルプレドニゾロン	計画的に妊娠予定を立てる，プレドニゾロン20 mg／日程度で安定化を図る
妊娠中	母体の基礎疾患の安定を維持する，妊娠中の手術ではステロイドカバーを行う	プレドニゾロン，メチルプレドニゾロン，ステロイドカバーのときはヒドロコルチゾン	疾患の再燃や増悪に注意し，必要な量のステロイドはしっかり投与する
出産	出産のストレスに備えてステロイドカバーを行う	ヒドロコルチゾン	ステロイドカバーによる副作用（感染症，爪床治癒の遅延）に注意，出産後の疾患の再燃や増悪がないか慎重にフォローする
授乳中	乳汁移行性が低いステロイドで治療する，半減期が短いステロイドを用いて必要に応じて内服後は時間をおいてから授乳する	プレドニゾロン．プレドニゾロン40 mg／日以上内服中の場合は内服後4時間あけてから授乳する	授乳中は乳汁移行性の低いプレドニゾロンを用いて治療する 20 mg／日以上内服している場合は内服後4時間以上あけて授乳する ステロイドパルス療法を行う場合，授乳は避けたほうが無難である

(田中廣壽，他：一冊できわめるステロイド診療ガイド，36，文光堂，2015)

テロイドカバーを行う．

c）出産

　ステロイド加療中の妊婦の出産時にはステロイドカバーを行う．経腟分娩では母体のストレスを考慮して基礎疾患や普段のステロイド投与量により症例ごとにステロイドカバーの必要性を検討する．経腟分娩時のステロイドカバーは分娩開始時にヒドロコルチゾン50 mgを静注し，以降48時間はヒドロコルチゾン50 mgを6時間ごとに投与する．なお，分娩時にヒドロコルチゾン100 mgを8時間ごとに反復投与することは過剰投与であるとする意見もある．帝王切開術では腹部大手術に倣って術前にヒドロコルチゾン50～100 mgを投与し，術後24時間～48時間はヒドロコルチゾン25～50 mgを8時間おきに投与する．48時間後に通常量まで減量する．

表2　妊娠中・授乳中に使用する steroid sparing agent の一覧

	薬剤名	妊娠	授乳	備考
免疫調節薬	サラゾスルファピリジン（アザルフィジン®EN，サラゾピン®）	安全	安全	妊娠・授乳を通して継続可能
	ブシラミン（リマチル®）	有益性投与	–	ラットで乳汁移行性あり
	ヒドロキシクロロキン	安全	安全	妊娠・授乳を通して継続可能
免疫抑制薬	アザチオプリン	安全	安全	妊娠・授乳を通して継続可能
	シクロホスファミド	有益性投与	–	妊娠中〜後期の現病再燃時に使用可
	シクロスポリン	安全	安全	妊娠・授乳を通して継続可能
	タクロリムス	安全	安全	妊娠・授乳を通して継続可能
生物学的製剤	インフリキシマブ（レミケード®）	安全	安全	妊娠・授乳を通して継続可能
	アダリムマブ（ヒュミラ®）	安全	安全	妊娠・授乳を通して継続可能
	エタネルセプト（エンブレル®）	安全	安全	妊娠・授乳を通して継続可能
	ゴリムマブ（シンポニー®）	有益性投与	安全	–
	セルトリズマブペゴル（シムジア®）	安全	安全	妊娠・授乳を通して継続可能
	トシリズマブ（アクテムラ®）	有益性投与	安全	–
	サリルマブ（ケブザラ®）	有益性投与	–	ヒト IgG は乳汁移行性あり
	アニフロルマブ（サフネロー®）	有益性投与	–	サルでは乳汁移行性あり
	ベリムマブ（ベンリスタ®）	有益性投与	安全	–

IgG：免疫グロブリン G

（伊藤真也，他（編）：薬物治療コンサルテーション 妊娠と授乳，改訂第 3 版，215，266，南山堂，2020）

d）授乳期

　出産後は疾患の増悪や再燃に注意してフォローする．

　授乳中のステロイドは乳汁移行性の低いプレドニゾロン〔相対的乳児薬物摂取量（relative infant dose：RID）1.8〜5.3%〕やメチルプレドニゾロン（RID

患者とのリスクコミュニケーション　105

0.46%）を選択する.

　児に副腎不全が生じるプレドニゾロン量は約 0.3 mg/kg と推定されるが，高用量（80 mg/ 日）のプレドニゾロンを投与されている母の母乳を介した児のプレドニゾロン摂取量は母の 0.1% 以下であったとの報告がある．高用量（80 mg/kg）投与下でも児の摂取量は 0.08 mg/ 日であったということである．ただし，プレドニゾロン 20 mg/ 日以上を投与中の場合は内服から授乳まで 4 時間以上あけることが好ましい[9].

　ステロイドパルス療法で 1,000 mg/ 日投与下では 1.0 mg/ 日の摂取となるため注意が必要だが，それ以外では授乳中のステロイド加療による児への影響はほとんどないと考えられる.

■ 文献

1) Janssen NM, Genta MS: The effects of immunosuppressive and anti-inflammatory medications on fertility, pregnancy, and lactation. *Arch Intern Med* 2000; **160**: 610-619.
2) 伊藤真也，村島温子：眼科・耳鼻科・歯科・口腔用剤（外用）．伊藤真也，村島温子（編），薬物治療コンサルテーション 妊娠と授乳 改訂第 3 版，573-584，南山堂，2020.
3) 伊藤真也，村島温子：気管支拡張薬・気管支喘息治療薬．伊藤真也，村島温子（編），薬物治療コンサルテーション 妊娠と授乳 改訂第 3 版，388-400，南山堂，2020.
4) Park-Wyllie L, Mazzotta P, Pastuszak A, *et al*: Birth defects after maternal exposure to corticosteroids: prospective cohort study and meta-analysis of epidemiological studies. *Teratology* 2000; **62**: 385-392.
5) 宮坂信之（編）：ポケットサイズのステロイド診療マニュアル，168-173，新興医学出版社，2013.
6) Okazaki Y, Taniguchi K, Miyamoto Y, *et al*: Glucocorticoids increase the risk of preterm premature rupture of membranes possibly by inducing ITGA8 gene expression in the amnion. *Placenta* 2022; **128**: 73-82.
7) 田中廣壽，宮地良樹，上田裕一，他（編）：一冊できわめるステロイド診療ガイド，36，文光堂，2015.
8) 伊藤真也，村島温子（編）：薬物治療コンサルテーション 妊娠と授乳 改訂第 3 版，215，266，南山堂，2020.
9) Østensen M, Khamashta M, Lockshin M, *et al*: Anti-inflammatory and immunosuppressive drugs and reproduction. *Arthritis Res Ther* 2006; **8**: 209.

■ 参考文献

・厚生労働科学研究費補助金難治性疾患等政策研究事業自己免疫疾患に関する調査研究（自己免疫班），日本リウマチ学会（編）：全身性エリテマトーデス診療ガイドライン 2019，南山堂，2019.
・日本リウマチ学会（編）：日本リウマチ学会　関節リウマチ診療ガイドライン 2024 改訂，診断と治療社，2024.

（前澤怜奈）

Part 2　ステロイドの副作用対策

● 患者とのリスクコミュニケーション

Q28　ステロイド加療中に予防接種を受けてよいのでしょうか？

Answer

ステロイド加療中に予防接種を受けることは可能です．むしろ受けたほうがよいものもあります．

Points

- ☑ ステロイド加療中は免疫不全状態のため易感染性であり，不活化ワクチンで予防可能な感染症に対しては積極的な摂取が推奨される．
- ☑ ステロイド加療により生ワクチン中の弱毒化された病原微生物によって感染症を発症するリスクがある．
- ☑ ブースター接種であれば免疫抑制下でも投与可能．
- ☑ ステロイド加療中の免疫不全状態でも，予防接種による抗体価の上昇が期待できる．

解　説

1　ステロイド加療中に予防接種は受けられるのか

　ステロイド加療中は免疫不全状態となっているため易感染性である．したがって，適切な予防接種を受けることで感染症リスクを抑えることが可能である．むしろ，予防接種を受けることで感染症による予後増悪を回避する目的で積極的な予防接種が勧められる．SARS-CoV-2 ワクチンと肺炎球菌ワクチンは欧州リウマチ学会（The European Alliance of Associations for Rheumatology：

EULAR）recommendations 2019 によって強く推奨されている[1].

　不活化ワクチンのインフルエンザワクチンにおいても積極的な接種が推奨される．免疫不全状態であるため予防接種をしても抗体価の上昇が得られない可能性も考えられるが，実際に若年性特発性関節炎（juvenile idiopathic arthritis：JIA）に対してトシリズマブ（アクテムラ®）投与中の患者を対象に行われた研究では，インフルエンザ不活化ワクチン接種により健常人と同等の抗体価上昇が得られ，かつ副反応の増加や原疾患の増悪は認めなかった[2] ことから積極的な接種が推奨されている．有効な抗体価上昇が得られない場合，またはそう想定されるときには免疫抑制療法の終了後 3 か月経過してからワクチンの再接種が推奨されている[3].

　一方で，免疫不全状態では不活化ワクチンでは問題とはならないが，生ワクチン（表 1）ではワクチン中の弱毒化された病原体によって感染症が引き起こされることがある．わが国のステロイドの添付文書ではステロイドを長期あるいは大量投与中の患者または加療中止後から 6 か月以内の患者では免疫機能が低下しているため生ワクチンを接種しないよう注意書きされている．わが国ではステロイド以外の免疫抑制薬の添付文書にも「免疫機能が抑制された患者への生ワクチン接種により，ワクチン由来の感染を増強または持続させるおそれがあるので，本剤投与中に生ワクチンを接種しないこと」と明記されている．

表 1　日本国内で接種可能な生ワクチン（11 種類）

ポリオワクチン
麻疹ワクチン
風疹ワクチン
麻疹風疹混合ワクチン（MR ワクチン）
ムンプスワクチン
水痘ワクチン
黄熱病ワクチン
ロタウイルスワクチン
結核 BCG ワクチン
経鼻弱毒生インフルエンザワクチン（18 歳未満）
天然痘ワクチン

患者とのリスクコミュニケーション　109

米国では条件付きで生ワクチン接種も適応外とはならないとされている（後述の ACIP ガイドライン）.

2 ステロイド加療中の予防接種の接種時期

実臨床では予防接種のために治療開始を遅らせたり，治療中断することはまれである．ほとんどの場合，免疫抑制療法中に予防接種を行っている．

ステロイド大量療法を受けた患者は明らかに免疫機能が低下するといわれている．これらの患者はステロイド中止後 3 か月以上あけてから接種できる．ステロイド大量療法の基準は，成人でプレドニゾロン（プレドニン®）60 mg/日以上の投与，小児でプレドニゾロン 2 mg/kg/ 日以上を 1 週間以上投与された患者である．

少量ステロイド 2 週間以内の小児や，少量ステロイド隔日投与例，生理的維持量の投与を受けている患者では接種可能である．

リツキシマブ（リツキサン®）を使用している場合は，最終投与から 6 か月あける．

帯状疱疹ワクチンは免疫抑制療法から 1 か月あければ接種可能とされている[3].

破傷風のワクチンにおいては，免疫抑制薬の休薬の必要性はない．ただし，24 時間以内にリツキシマブ投与を受けていて感染症リスクが高い場合には，破傷風グロブリンの投与を検討する[4].

このように免疫抑制療法を始めるとワクチン接種可能時期まで期間が設けられる．免疫抑制療法を開始することが計画された時点で，前もって必要な予防接種はすべて受けておくことが望ましい．その場合，不活化ワクチン接種後に免疫抑制療法を始める場合は接種から 2 週間，生ワクチンの場合は接種から 4 週間あける（表 2）.

免疫抑制療法中または免疫抑制療法の治療開始前 2 週間以内に予防接種を受けた場合，免疫抑制療法の中止後に再度予防接種を受けることが推奨されて

表2 ステロイドとワクチン接種のタイミング（参考）

	インフルエンザ不活化ワクチン	その他の不活化ワクチン	生ワクチン
プレドニゾロン 10 mg/ 日以下	適宜接種可	適宜接種可	適宜接種可
プレドニゾロン 10〜20 mg/ 日	適宜接種可	適宜接種可	適宜接種可
プレドニゾロン 20 mg/ 日以上	20 mg/ 日未満になるまで接種を延期		前後 4 週間休薬

いる[3]. ただし，関節リウマチ患者において SARS-CoV-2 ワクチンの接種では病勢増悪することはまれだが，接種前後に抗リウマチ薬の休薬を行った場合は薬物加療の中断が病勢増悪のリスクとなったことが報告された[5]ため，加療開始後にワクチン接種のために加療中断することは推奨されない.

予防接種を受けるために免疫抑制療法を一時中断することができる場合でも，予防接種の効果を得るための充分な休薬期間や免疫抑制状態については明確なエビデンスがない.

3　ステロイド加療と mRNA ワクチン

mRNA ワクチンではワクチン由来の感染症が出現する可能性はない. ステロイド加療中でも感染症のリスクを気にせずに接種可能である. また，免疫抑制療法中のリウマチ性疾患患者に SARS-CoV-2 ワクチン（コミナティ®）を投与しても副反応は増加しなかった[6].

接種後の抗体価上昇を妨げる要因は 65 歳以上，ステロイド，抗 CD20 抗体，アバタセプト〔オレンシア®，特にメトトレキサート（リウマトレックス®）併用例〕，ミコフェノール酸モチフェル（セルセプト®）である[6]. リツキシマブは抗体価上昇を妨げる大きな要因となるが，T 細胞の反応には影響を及ぼさない[7]. リツキシマブ投与患者で抗体価上昇が得られた症例は，リツキシマブの最終投与から予防接種までに約 7〜11 か月の期間をあけていたことが報告されている[8].

患者とのリスクコミュニケーション　111

4　ステロイドと生ワクチン

　わが国のプレドニゾロンの添付文書上では，プレドニゾロンを大量に長期間使用している患者においては，生ワクチンは禁忌とされている．

　米国疾病管理予防センター（Centers for Disease Control and Prevention：CDC）のガイドラインでは，具体的にプレドニゾロン 20 mg/ 日以上を 2 週間以上投与した患者では生ワクチンの投与を控えるべきと示されている．

　ただし，以下の場合は，ステロイド使用中であっても下記の条件付きで生ワクチンの接種の適応外にはならないことが CDC の予防接種の実施に関する諮問委員会（Advisory Committee on Immunization Practices：ACIP）ガイドラインにより示されている．

　・ステロイド投与期間が 14 日未満
　・プレドニゾロン 20 mg/ 日未満または小児で 2 mg/kg 未満
　・長期投与していてもプレドニゾロン隔日投与の場合
　・ステロイドが生理的用量を超えない場合
　・ステロイド局所投与（皮膚，眼，吸入，関節内注射など）の場合

　免疫抑制療法を行うときによく投与する帯状疱疹ワクチンについては生ワクチン（ゾスタバックス®）とサブユニットワクチン（シングリックス®）があるが，ACIP は 2021 年から免疫抑制中の患者についてはサブユニットワクチンの接種を推奨しており，米国では 2017 年から帯状疱疹生ワクチンは販売されていない[9]．

　しかし，実際に免疫抑制療法中の患者に帯状疱疹生ワクチンを投与した研究では，メトトレキサートや生物学的製剤投与下で帯状疱疹の発症は認めなかった[10]．

　EULAR recommendation では，麻疹・風疹・ムンプス混合ワクチン（MMRワクチン）のブースターであれば免疫抑制下でも接種可能とされている[4]．

■ 文献

1) Furer V, Rondaan C, Heijstek MW, *et al*: 2019 update of EULAR recommendations for vaccination in adult patients with autoimmune inflammatory rheumatic diseases. *Ann Rheum Dis* 2020; **79**: 39-52.

2) 篠木敏彦，原良紀，宮前多佳子，他：トシリズマブ投与中のインフルエンザワクチン投与．小児リウマチ 2010；**2**：25-28.

3) Kroger A, Bahta L, Long S, *et al*: General best practice guidelines for immunization. https://www.cdc.gov/vaccines/hcp/acip-recs/general-recs/downloads/general-recs.pdf.

4) Furer V, Rondaan C, Heijstek MW, *et al*: 2019 update of EULAR recommendations for vaccination in adult patients with autoimmune inflammatory rheumatic diseases. *Ann Rheum Dis* 2020; **79**: 39-52.

5) Farisogullari B, Lawson-Tovey S, Hyrich KL, *et al*: Factors associated with disease flare following SARS-CoV-2 vaccination in people with inflammatory rheumatic and musculoskeletal diseases: results from the physician-reported EULAR Coronavirus Vaccine (COVAX) Registry. *Ann Rheum Dis* 2024; **83**: 1584-1595.

6) Furer V, Eviatar T, Zisman D, *et al*: Immunogenicity and safety of the BNT162b2 mRNA COVID-19 vaccine in adult patients with autoimmune inflammatory rheumatic diseases and in the general population: a multicentre study. *Ann Rheum Dis* 2021; **80**: 1330-1338.

7) Bitoun S, Henry J, Desjardins D, *et al*: Rituximab impairs B cell response but not T cell response to COVID-19 vaccine in autoimmune diseases. *Arthritis Rheumatol* 2022; **74**: 927-933.

8) Jyssum I, Kared H, Tran TT, *et al*: Humoral and cellular immune responses to two and three doses of SARS-CoV-2 vaccines in rituximab-treated patients with rheumatoid arthritis: a prospective, cohort study. *Lancet Rheumatol* 2022; **4**: e177-e187.

9) Anderson TC, Masters NB, Guo A, *et al*: Use of recombinant zoster vaccine in immunocompromised adults aged ≥19 years: recommendations of the Advisory Committee on Immunization Practices-United States, 2022. *MMWR Morb Mortal Wkly Rep* 2022; **71**: 80-84.

10) Singh JA, Saag KG, Bridges SL Jr, *et al*: 2015 American college of rheumatology guideline for the treatment of rheumatoid arthritis. *Arthritis Rheumatol* 2016; **68**: 1-26.

（前澤怜奈）

Part 2　ステロイドの副作用対策

● 患者とのリスクコミュニケーション

Q29 ムーンフェイス（満月様顔貌）はなぜ起こるのですか？

> **Answer**
> ステロイドの用量や使用期間に応じ，中心性肥満が顔に出ると，ムーンフェイスになります．

> **Points**
> - ☑ ムーンフェイスは中心性肥満が顔に出た状態である．
> - ☑ ステロイド投与が高用量かつ開始2か月以内にムーンフェイスが発症しやすい．

解　説

　ステロイドの用量や使用期間に伴い中心性肥満[1]を伴うことがあり，それが顔に表出するとムーンフェイスになる．体幹部肥満の脂肪の再分布により起こり，顔では頬部や側頭部に脂肪が蓄積することにより満月のように丸くなり，時には耳が隠れることもある（図1）．

　ムーンフェイスの機序としては，ステロイドを投与しているとコルチゾール過多な状態と同じ状態になり，コルチゾール自身の脂肪分化促進作用に加え，コルチゾール過剰によるインスリン抵抗性に伴う高インスリン血症も脂肪の蓄積に作用する[2]．

　ステロイド投与を開始して，最初の2か月以内に発症することが多く，程度には個人差があり，多くは可逆性である．低用量のステロイド投与ではムーンフェイスの発症は起きにくいが，発症する可能性もある．中心性肥満を

用量別にすると,プレドニゾロン(プレドニン®)換算では,5 mg/日未満で4.3%,5〜7.5 mg/日で15.8%,7.5 mg/日以上で24.6%の確率で起こる[3].

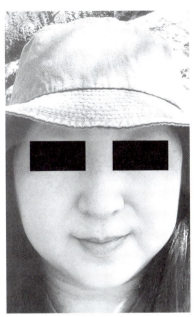

図1　ムーンフェイス
頬部や側頭部に脂肪の蓄積がある.

文献

1) Wajchenberg BL, Bosco A, Marone MM, et al: Estimation of body fat and lean tissue distribution by dual energy X-ray absorptiometry and abdominal body fat evaluation by computed tomography in Cushing's disease. J Clin Endocrinol Metab 1995; 80: 2791-2794.
2) 柳瀬敏彦,野見山崇,田邉真紀人:内分泌疾患に続発する肥満症.日内会誌 2015; 104: 690-696.
3) Huscher D, Thiele K, Gromnica-Ihle E, et al: Dose-related patterns of glucocorticoid-induced side effects. Ann Rheum Dis 2009; 68: 1119-1124.

(髙倉悠人)

Part 2 ステロイドの副作用対策

●患者とのリスクコミュニケーション

Q30 小児への投与上の注意点は何でしょうか？

> **Answer**
> 成長障害やワクチン接種といった小児特有の副作用に注意が必要です．

Points

- ☑ 小児特有の副作用として成長障害がある．
- ☑ 生ワクチンは原則禁忌とされるが，接種基準に照らした対応が望ましい．

解説

　ステロイドの小児特有の副作用として，成長障害がある．ステロイドは骨端成長軟骨板に直接作用し，内軟骨性骨化を阻害し，骨の長軸方向への成長に障害をきたす．また，成長ホルモン分泌やインスリン様成長因子（insulin-like growth factor：IGF）-1 等の働きを抑制することも知られている．成長障害は用量依存性であり，プレドニゾロン（プレドニン®）換算 0.2 mg/kg/ 日以下でリスクが軽減するとされる．一方，高用量吸入薬の長期使用で成長障害をきたした報告や，年齢よっては低用量でも成長障害を起こすとの報告もあり，早期の減量・中止が重要である．IgA 腎症やネフローゼ症候群では隔日投与のレジメンが提唱されており，病態に応じた治療選択も有用である[1]．

　日本小児科学会が推奨する予防接種スケジュールには，2024 年現在，14 種の定期接種ワクチンと 3 種の任意接種ワクチンが組み込まれ，標準的接種年

齢と接種期間が提示されている．国内外の添付文書やガイドラインでは，ワクチン由来の感染や副作用を懸念し，原則として，免疫抑制薬と生ワクチンは併用禁忌とされている．

　ステロイドについては，米国疾病管理予防センター（Centers for Disease Control and Prevention：CDC）の予防接種の実施に関する諮問委員会（Advisory Committee on Immunization Practices：ACIP）ガイドラインにおいて，体重 10 kg 以上の小児では 2 mg/kg/ 日以上または 20 mg/ 日以上使用中には生ワクチンは禁忌としている．生ワクチン接種時のステロイドは，原則前後 4 週の休薬が推奨されるが，基礎疾患を有する小児に予防接種ができないデメリットも大きい．「ステロイド薬または免疫抑制薬内服下での弱毒生ワクチン接種の多施設共同前向きコホート研究」では表 1 の接種基準が示されている[2]．

表 1　多施設前向き研究における免疫抑制薬内服下での弱毒生ワクチン接種基準

1) 1 歳以上
2) プレドニゾロン，メチルプレドニゾロン，タクロリムス，シクロスポリン，ミゾリビン，アザチオプリン，ミコフェノール酸モフェチル，エベロリムス，メトトレキサート，6-MP，シロリムスのいずれか / または複数のステロイド薬 / 免疫抑制薬を内服中
3) 麻疹，風疹，水痘，ムンプスいずれかの抗体価が陰性（EIA-IgG 2.0 未満）または ±（EIA-IgG 2.0 以上 4.0 未満））
4) 免疫学的パラメーターが下記を満たす
   ① CD4$^+$ T 細胞数 500/mm^3 以上
   ② PHA リンパ球幼若化反応の stimulation index 101.6 以上
   ③血清 IgG 300 mg/dL 以上（ガンマグロブリン投与中の患者は除く）
5) リツキシマブ投与の既往のある患者は，リツキシマブ投与後 6 か月以上経過，かつ CD20$^+$ B 細胞数が全リンパ球数の 1% 以上に回復
6) ステロイド投与がプレドニゾロン換算 1 mg/kg 連日未満，または 2 mg/kg 隔日未満
7) 原疾患の病勢が安定しており，接種によって原疾患が悪化するリスクが低い
   ①ネフローゼ症候群：6 か月以上寛解維持
   ②固形臓器移植後：腎移植後 1 年以上，肝移植後 2 年以上経過，かつ急性拒絶反応を 6 か月未満に起こしていない
   ③その他の疾患：6 か月以上寛解維持

6-MP：メルカプトプリン．
（亀井宏一：免疫抑制薬内服下での弱毒生ワクチン．日小児腎臓病会誌 2021；**34**：115-121）

患者とのリスクコミュニケーション　**117**

■ 文献

1) 成田一衛（監），厚生労働科学研究費補助金難治性疾患等政策研究事業（難治性疾患政策研究事業）難治性腎障害に関する調査研究班（編）：エビデンスに基づく IgA 腎症診療ガイドライン 2020，東京医学社，2020.
2) 亀井宏一：免疫抑制薬内服下での弱毒生ワクチン．日小児腎臓病会誌 2021；**34**：115-121.

（今泉ちひろ）

Part 2 ステロイドの副作用対策

● 患者とのリスクコミュニケーション

Q31 高齢者の服用にあたっての注意点は何でしょうか？

Answer

高齢者では若年者と比較し，加齢に伴う臓器障害，合併症，併用薬などにより，副作用が増強しやすくなります．身体機能低下や感染症による日常生活動作（ADL）低下に注意し，ステロイドの早期漸減・中止に努める必要があります．

Points

- ☑ 高齢者では生理機能低下・臓器障害・併用薬による副作用増強が起こり得る．
- ☑ ステロイド性骨粗鬆症・ステロイドミオパチーによるフレイルを起こしやすい．
- ☑ 感染症に注意し，適切な予防薬併用やワクチン接種を．

解説

　高齢者では，加齢に伴う生理機能低下をきたし，肝・腎障害を合併しやすい．また，併存疾患により内服薬を多剤併用することも多く，薬剤作用の増強に伴う副作用に注意が必要である．また，多剤併用は内服アドヒアランスの低下にもつながり，予期せぬ副作用を起こす可能性があることにも留意する．

　高齢者で問題となる副作用として骨粗鬆症とステロイドミオパチーがある．一般成人における骨粗鬆症の有病率は60歳以上で急激に増加し，特に女性では閉経後の骨密度低下が著明である[1]．ステロイド性骨粗鬆症は脆弱性骨折の

リスクを上昇させ，ADL 低下に大きな影響を及ぼす．さらに，高齢者は潜在的にサルコペニアを有することが多く，ステロイドミオパチーを合併すると，筋力低下はより進行する．骨粗鬆症，脆弱性骨折，ステロイドミオパチーはいずれもフレイルの重要な要因であり，ステロイドの適正使用，適切な減量が重要である．

ステロイド治療下では，免疫抑制作用に伴う易感染状態となり得る．高齢者では，特に T 細胞を中心とする細胞性免疫能が低下しやすく[2]，結核やニューモシスチス肺炎（pneumocystis pneumonia：PCP）といった細胞性免疫に関連する感染症のリスクが上昇する．高齢者は結核の既感染率が高く，潜在性結核感染症のスクリーニングが重要である．結核のスクリーニングとして T-SPOT 検査が広く行われているが，80 歳以上の高齢者では T-SPOT 偽陰性が増加することも報告されており，接触歴の問診や画像所見とあわせた対応が必要である．また，ST 合剤による PCP の予防など，感染症の予防に努める必要がある．ワクチン接種による感染予防は高齢者でも一定の効果を得られており，肺炎球菌ワクチンやインフルエンザワクチンなどの定期的な接種も有効である．

■ 文献

1) Fujiwara S, Kasagi F, Masunari N, *et al*: Fracture prediction from bone mineral density in Japanese men and women. *J Bone Miner Res* 2003; **18**: 1547-1553.
2) 吉村昭彦：老化と免疫．日本臨床 2024；**82**：91-100．

（今泉ちひろ）

Part 2 ステロイドの副作用対策

● 患者とのリスクコミュニケーション

Q32 ステロイドによる月経異常はなぜ起こるのですか？

Answer

ステロイド投与により月経に必要な正常なホルモン分泌が抑制されるためです．

Points

- ☑ ステロイド投与により卵胞刺激ホルモン（FSH）と黄体形成ホルモン（LH）の分泌が抑制されることで月経異常を起こす．
- ☑ ステロイドは薬剤性無月経の代表的な原因薬である．

解説

　ステロイド投与により視床下部−下垂体−副腎系の下垂体ゴナドトロピンを抑制する．正常な月経を維持するために不可欠な卵胞刺激ホルモン（follicle stimulating hormone：FSH）や黄体形成ホルモン（luteinizing hormone：LH）の分泌が抑制され，これらは性ホルモンの卵胞ホルモン（エストロゲン）と黄体ホルモン（プロゲステロン）の分泌の低下やバランスの崩れにつながり，無月経や月経不順になったりするだけでなく，程度も重くなったり，軽くなったりする[1]．

　続発性無月経とはこれまであった月経が3か月以上停止したものであり，生理的無月経（初経以前，閉経以後ならびに妊娠，産褥，授乳期における無月経）を除くとある．続発性無月経のうち薬剤性無月経は 4.7％ で，その 60％ がステロイドであるとされる[2]．月経異常はステロイドを1回注射するだけで

患者とのリスクコミュニケーション　121

も発生する可能性がある[3].

ステロイドの投与量を減量していくことで月経異常は通常改善してくる.

文献

1) Fardet L, Flahault A, Kettaneh A, *et al*: Corticosteroid-induced clinical adverse events: frequency, risk factors and patient's opinion. *Br J Dermatol* 2007; **157**:142-148.

2) 田中廣壽, 宮地良樹, 上田裕一, 他（編）：一冊できわめるステロイド診療ガイド, 216, 文光堂, 2015.

3) Mens JM, Nico de Wolf A, Berkhout BJ, *et al*: Disturbance of the menstrual pattern after local injection with triamcinolone acetonide. *Ann Rheum Dis* 1998; **57**: 700.

（髙倉悠人）

Part 2　ステロイドの副作用対策

● 患者とのリスクコミュニケーション

Q33　ステロイドミオパチーはなぜ起こるのですか？

Answer

ステロイドの異化作用により，筋肉組織が減少し発症します．用量依存性であり，プレドニゾロン（プレドニン®）10 mg/日以下への速やかな減量が重要です．

Points

- ☑ ステロイドの異化作用により，筋肉組織の減少が起こる．
- ☑ 下肢筋の萎縮・筋力低下をきたしやすく，サルコペニアと関連しやすい．
- ☑ ステロイドの減量（プレドニゾロン換算 10 mg/日以下）により改善するため，ステロイドの減量が重要である．

解　説

　ステロイドミオパチーはステロイド投与により誘発される筋疾患である．ステロイドは蛋白質合成を減少させ，骨格筋の異化を亢進させる作用をもつ．また，インスリン様成長因子（insulin-like growth factor：IGF）-1 のシグナル伝達を阻害し，筋細胞のアポトーシスを増加，筋萎縮を進めると考えられている[1]．近位筋の萎縮・筋力低下で発症することが多いが，炎症性筋炎と異なり，筋痛やクレアチニンキナーゼなどの筋原性酵素上昇はきたしにくい．上肢＜下肢の症状が強く，歩行・階段昇降などに影響を及ぼす．MMTによる筋力評価に加え，日常生活動作（ADL），しゃがみ立ちや階段の昇降などの問診に

よる評価が重要である.

　ステロイドミオパチーの発症リスクとなるステロイド用量・使用期間は定まっていないが，大量・長期の使用でリスクは上昇し，隔日投与で減少する傾向がある．また，同一用量でも，高齢者・栄養障害・担がん患者・呼吸筋障害を有する患者でリスクが上昇する.

　ステロイドミオパチーは一般にプレドニゾロン換算 10 mg/ 日以下では発症しにくく，ステロイドの減量が最も重要な治療法である[2]．プレドニゾロン換算 10 mg/ 日以下に減量後，3〜4 週間程度で症状が改善するとされている．筋力低下に伴い，関節可動域制限や拘縮を起こす可能性があるほか，ステロイドミオパチーにおいても理学療法の有用性が示されており，長期的なリハビリテーションも重要である.

■ 文献

1) Schakman O, Gilson H, Thissen JP: Mechanisms of glucocorticoid-induced myopathy. *J Endocrino* 2008; **197**: 1-10.
2) Bowyer SL, LaMothe MP, Holister JR: Steroid myopathy: incidence and detection in a population with asthma. *J Allergy Clin Immunol* 1985; **76**: 234-242.

（今泉ちひろ）

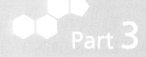

Part 3
アレルギーその他疾患の診療に必須の診察方法・手順

Part 3　アレルギーその他疾患の診療に必須の診察方法・手順

● 処方総論

ステロイドは悪性腫瘍に影響しないのですか？

Answer

ステロイドは悪性リンパ腫の治療薬となりますが，固形がんへの臨床的に重要な影響は通常ありません．

Points

- ☑ ステロイド投与の影響はがんの種類により異なる．
- ☑ リンパ球のアポトーシス誘導により悪性リンパ腫に対しては治療効果を発揮する．
- ☑ 固形がんに対する直接的な影響は通常みられず，腫瘍免疫の抑制という負の影響も臨床的に重要ではない．

解　説

　ステロイドの主な作用は抗炎症作用や免疫抑制作用などであり，がん細胞自体に直接的な影響を与えることは通常はない．

　直接的な作用の例外としては血液の悪性腫瘍のリンパ球系腫瘍があげられ[1]，ステロイドはリンパ球に対してアポトーシス誘導効果があるため，リンパ球系の腫瘍に対しては，ほかの化学療法と併用して使われることがある．

　一方でステロイドはしばしば悪性腫瘍の治療の段階においても投与することがある．症状の緩和に使われ，たとえば脳浮腫の改善のためである．副作用の軽減のためにも使われ，たとえばがんの化学療法時のアレルギー反応の軽減のためである．このように，随伴症状や副作用に対する間接的な作用を期待して

使われることがある．

　腫瘍免疫の観点（図1）[2]からは，ステロイド投与はリンパ球のなかでもCD4[+]T細胞を減少させ，T細胞機能の活性化の抑制および増殖分化能の抑制，CD8の反応を抑制する．サイトカインに対してはインターロイキン（interleukin：IL）-2，腫瘍壊死因子（tumor necrosis factor：TNF）-α等のサイトカインを低下させる[3]．これらによって腫瘍の進行に対する抑制力が減少する可能性はあげられるが，臨床的に重要な意義は認められていない．

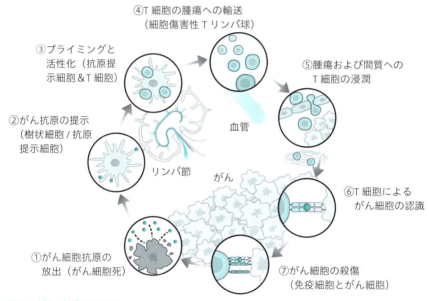

図1　がん-免疫サイクル

(Mellman I, et al: The cancer-immunity cycle: Indication, genotype, and immunotype. *Immunity* 2023; 56: 2188-2205)

文献

1) 田中廣壽，宮地良樹，上田裕一，他：一冊できわめるステロイド診療ガイド，68，文光堂，2015．
2) Mellman I, Chen DS, Powles T, et al: The cancer-immunity cycle: Indication, genotype, and immunotype. *Immunity* 2023; 56: 2188-2205．
3) 掛屋　弘：ステロイドと感染症．日内会誌 2019；108：2268-2269．

（髙倉悠人）

Part 3 アレルギーその他疾患の診療に必須の診察方法・手順

処方総論

Q35 ステロイドの薬剤間の対応量はどのように決めますか？

Answer

グルココルチコイド活性に応じて対応させます．

Points

- ☑ 薬剤によりグルココルチコイド活性とミネラルコルチコイド活性のバランスが異なる．
- ☑ 薬剤を変更する場合にはグルココルチコイド活性のグラム比を考慮して同等となるようにする．

解説

　ステロイドを表1のように分類すると，AからD群にしたがって作用時間は長く，ミネラルコルチコイド作用は弱く，抗炎症力価は大きくなる[1]．関節炎に対する全身投与では通常B群を用い，ステロイドパルス療法でメチル基の付加によりミネラルコルチコイド作用が低下したメチルプレドニゾロン（メド

表1　ステロイドの分類

	薬剤名
A群	ヒドロコルチゾン（コルチゾール，コートリル®）
B群	プレドニゾロン（プレドニン®） メチルプレドニゾロン（メドロール®）
C群	トリアムシノロン（レダコート®）
D群	デキサメタゾン（デカドロン®） ベタメタゾン（リンデロン®）

ロール®)を用いる．関節腔内注射では作用時間を考慮してC群が汎用される．

生理的コルチゾールの分泌は早朝にピークを有し，プレドニゾロン（プレドニン®）換算でおよそ4 mg/日である．これでステロイド受容体の50%結合が得られる．この受容体結合率はプレドニゾロン1 mg/kg/日の分割投与で95%，メチルプレドニゾロン1,000 mgのパルス療法で99.9%となる．

グルココルチコイド活性から算出された対応表は表2の通りである[2]．

表2　グルココルチコイド活性に基づく対応表

一般名	血中消失半減期（時間）	生物学的半減期（時間）	ミネラルコルチコイド作用力価比	グルココルチコイド作用力価比	同価の概算用量（mg）	汎用錠剤中の用量（mg）
ヒドロコルチゾン	1.2	8〜12	1	1	20	10
コルチゾン	1.2	8〜12	0.8	0.8	25	25
プレドニゾロン	2.5	12〜36	0.8	4	5	5
prednisone	3.3	12〜36	0.8	4	5	5
メチルプレドニゾロン	2.8	12〜36	0	5	4	4
トリアムシノロン	3	24〜48	0	5	4	4
デキサメタゾン	3.5	36〜72	0	25	0.75	0.5
ベタメタゾン	3.5	36〜72	0	25	0.75	0.5

prednisoneは本邦未承認．

処方例（1）プレドニゾロン投与中に軽度の浮腫が生じており，ミネラルコルチコイド活性を低減したい場合
プレドニゾロン（5 mg）1回2錠1日1回からメチルプレドニゾロン（4 mg）1回2錠1日1回へ変更．

■ 文献

1) 亀田秀人：膠原病（関節リウマチ，SLEなど）．川合眞一（編），ステロイド療法の極意，60-67，じほう，2017．
2) 亀田秀人：ステロイド等価換算．山本一彦（編），ステロイドの選び方・使い方ハンドブック，第3版，27-29，羊土社，2018．

（亀田秀人）

処方総論　129

Part 3 アレルギーその他疾患の診療に必須の診察方法・手順

処方総論

Q36 ステロイドの作用機序はどこまでわかっていますか？

> **Answer**
> 主に遺伝子発現を介して効果を発揮しますが，遺伝子発現を介さない機序もあります．

Points

- ☑ ステロイドは細胞内で作用して様々な遺伝子の発現を調整している（genomic effect）．
- ☑ グルココルチコイド受容体（GR）と結合することで，核内に入り，DNAに作用する．
- ☑ 転写の促進と抑制が様々に混在する．
- ☑ 遺伝子発現を介さない機序もある（non-genomic effect）．

―― 解　　説 ――

1　ステロイドの血中動態

　副腎皮質より分泌されるステロイドであるコルチゾールは，その90〜95%がコルチコステロイド結合グロブリン（corticosteroid-binding globulin：CBG）と結合して血中に分布している．また外因性ステロイドのプレドニゾロン（プレドニン®）は体内に入った後，コルチゾールと同様にCBGと結合するが，他の外因性ステロイドはアルブミンと弱く結合している．効果を発揮するのは遊離ステロイドで，状況に応じて（炎症局面など）さらにCBGやアルブミンか

ら切断され，細胞内に取り込まれて効果を発揮する．

2　ステロイドの作用機序

主に核内DNAに作用し遺伝子発現の調整を介して作用を発揮するgenomic effectとDNAを介さないnon-genomic effectに大別される．これらの作用は，genomic effectが通常時間単位（少なくとも30分以上）で発現するのに対して，non-genomic effectは秒から分単位のより短時間で発現可能である．

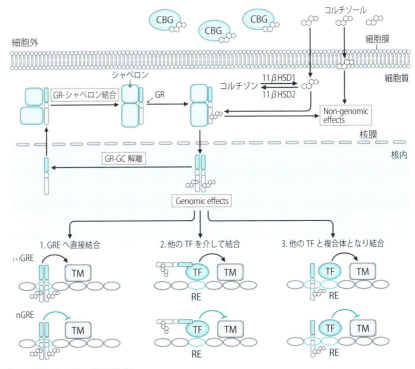

図1　ステロイドの作用機序

CBG：コルチコステロイド結合グロブリン，GRE：グルココルチコイド応答配列，GR：グルココルチコイド受容体，GC：グルココルチコイド，TF：転写因子（transcription factor），TM：転写装置（transcriptional machinery），RE：応答配列（response element）．
(Cain DW, et al: Immune regulation by glucocorticoids. Nat Rev Immunol 2017; **17**: 233-247)

a）genomic effect

　グルココルチコイド受容体（glucocorticoid receptor：GR）との結合を介して，DNA に作用する．脂溶性物質であるステロイドは細胞膜を直接通過して細胞内に拡散する．GR はほぼすべての細胞に存在し，主に細胞質内に局在している．細胞内に入ったステロイドと GR が結合するとグルココルチコイド –GR 複合体を形成し，核内へ移行する（Q4 参照）．

　核内では主に 3 つの機序によって遺伝子制御が行われている（図 1）[1]．

（1）二量体となったグルココルチコイド–GR 複合体が転写因子として，直接 DNA 上のグルココルチコイド応答配列（glucocorticoid response element：GRE）へ結合し，遺伝子の転写を促進する．またネガティブ GRE へ結合して遺伝子転写を阻害する．さらに単量体の GR 複合体が GRE half site に結合する場合もある．ホスホリパーゼ A_2（phospholipase A_2：PSA_2）活性阻害作用のあるアネキシン A1 の発現促進やインターロイキン（interleukin：IL）–10，IL–1 受容体アンタゴニストなどの発現促進など多くの遺伝子の転写に関与する．

（2）グルココルチコイド –GR 複合体が DNA に結合することなく別の転写因子に結合することで，その転写因子の作用に影響して遺伝子の転写促進や抑制をする．核内因子κB（nuclear factor–κB：NF–κB），活性化蛋白質 1（activator protein 1：AP–1），STAT（signal transducer and activator of transcription）ファミリーなどの転写因子への作用が知られている．

（3）GR 複合体が別の転写因子に結合し GRE とその転写因子の応答配列に結合することで，転写因子の作用に影響して遺伝子の転写促進や抑制をする．

　これらの機序により，細胞種類や場所，状態や時間ごとによって異なる多彩な遺伝子制御が行われステロイドの作用となっている．

b）non-genomic effect

　Genomic effect は遺伝子発現が関与するため，作用発現まである程度の時間がかかるが，ステロイドの効果の一部には即効性があることが知られている．またプレドニゾロン（プレドニン®）換算で 1 mg/kg 程度で細胞内の GR は飽和するにもかかわらず，ステロイドパルス療法などの GR 飽和を超えた投与で

も新たな効果を認めるように，genomic effect とは違った作用機序が考えられている．Genomic effect と比べると明らかではない部分も多いが，主に細胞膜への直接作用，細胞膜上に存在する GR への作用，細胞質 GR への作用（DNA-遺伝子発現を介さない作用）が示されている．細胞膜を介して陽イオン輸送を変化させ，細胞内 Ca 濃度の変化やミトコンドリアからのプロトンリークを促進，T 細胞受容体の細胞内シグナル伝達の抑制，T 細胞の細胞骨格構造を調節，急速な内皮型 NO 合成酵素の活性化，グルココルチコイド -GR によるミトコンドリアのアポトーシス，好中球や肥満細胞の脱顆粒阻害作用なども報告されている[2]．

c）抗炎症作用

ステロイドは炎症や免疫に関わる細胞に様々な影響を及ぼす（表 1）[3]．病原体の侵入や組織損傷が起こると細胞は，Toll 様受容体（Toll-like receptor：TLR）に代表されるパターン認識受容体（pattern recognition receptor：PRR）が病原体や損傷細胞などの特徴的な構造（分子パターン）を認識すると細胞内シグナル伝達を活性化し，IL-1，IL-6，腫瘍壊死因子（tumor necrosis factor：TNF）などのサイトカインやプロスタグランジン E_2（PGE_2），ロイコトリエン B_4（LTB_4）などといった様々な炎症メディエーターの産生を誘導する．

ステロイドは，細胞内シグナル伝達を阻害することでこれらのメディエーターの産生を抑制する．たとえば，TLR シグナル伝達を活性化する転写因子である NF-κB や AP-1 などの活性阻害や，NF-κB を不活化する Inhibitor κB（IκB）などのシグナル伝達阻害薬の遺伝子転写を促進する．また肥満細胞における IgE 受容体（Fcε 受容体）を介したシグナル伝達を抑えて，ヒスタミン放出を抑制する．さらにアネキシン A1 の発現を活性化することで PLA_2 を阻害し，アラキドン酸の放出を阻害することで，PGE_2 や LTB_4 などの産生を抑制する．

炎症の動員期には，炎症メディエーターが血管内皮上の接着分子（E- セレクチン，ケモカイン，インテグリンなど）の提示を誘導し，白血球，特に多形核白血球を組織に動員する．また血管外に遊走した白血球はケモカイン勾配にしたがって炎症部位に向かう．ステロイドはこれらの接着因子の発現を阻害

表 1 各種細胞に対するステロイドの効果

細胞タイプ	細胞応答に及ぼす影響
獲得免疫細胞	
Th 細胞	Th1 と Th17 細胞の分化とサイトカイン産生の減少 アポトーシスの増加 T 細胞シグナルの減少 Th2 細胞の分化とサイトカイン産生の増加
細胞傷害性 T 細胞	サイトカイン産生低下 アポトーシスの増加 T 細胞シグナル伝達の減少 細胞傷害能力の低下
B 細胞	BCR シグナルの減少 アポトーシスの増加 TLR7 と BCR シグナル伝達の減少 BLIMP1 と IL-10 のアップレギュレーション
自然免疫細胞	
肥満細胞	TLR シグナルの減少 ヒスタミン放出の増加
マクロファージ	炎症性サイトカインの減少 炎症消退サイトカインの増加 エフェロサイトーシスの貪食促進 M2 への分極化促進 TLR シグナル伝達の減少
好中球	産生増加 血管外漏出の減少
好塩基球または好酸球	TLR シグナルの減少 アポトーシスの増加 CXCR4 の発現増加と脾臓, 骨髄, リンパへの遊走
常在間葉系細胞	
骨芽細胞または骨細胞	分化低下 アポトーシスの増加 RANKL の増加 OPG の減少
軟骨細胞	MMP 活性の増加 GAG 産生減少
筋芽細胞および融合筋管	蛋白質分解の増加 オートファジーの増加
間質線維芽細胞	サイトカインおよびケモカイン産生の減少 浸潤性の低下 リンパ球接着の減少 創傷治癒の遅延
自然免疫と適応免疫をつなぐ細胞	
NK 細胞	活性化の増加
樹状細胞	サイトカイン産生の減少 成熟の低下 アポトーシスの増加 抗原提示の減少

Th 細胞：ヘルパーT 細胞, BCR：B 細胞受容体, TLR7：Toll 様受容体 7, BLIMP1：B lymphocyte-induced maturation protein-1, IL-10：インターロイキン-10, CXCR4：C-X-C chemokine receptor type 4, RANCL：Receptor activator of nuclear factor kappa-B ligand, OPG：オステオプロテゲリン, MMP：マトリックスメタロプロテアーゼ, GAG：グリコサアミノグリカン, NK 細胞：ナチュラルキラー細胞.

(Hardy RS, *et al*: Therapeutic glucocorticoids: mechanisms of actions in rheumatic diseases. *Nat Rev Rheumatol* 2020; **16**:133-144)

し，白血球動員を減らす．さらにケモカインおよび走化性因子の産生をダウンレギュレーションし，それによって白血球の移動を抑制する．

さらに炎症が終息に向かう段階では細胞残骸の除去と抗炎症因子の産生が必要となる．ステロイドは M2c マクロファージの分化を促進し，アポトーシスを起こした多形核白血球を除去してトランスフォーミング増殖因子（transforming growth factor：TGF）-β や IL-10 といった抗炎症因子を分泌する．ただし，その後の炎症が消退すると，創傷治癒を誘発し，再上皮化，コラーゲン沈着，血管新生などを示すが，ステロイドはこれらのプロセスを阻害する．

d）免疫抑制作用

ステロイドは自然免疫だけではなく，獲得免疫も抑制する．ステロイドにより抗アポトーシス作用のある Bcl-2（B-cell/CLL lymphoma 2）ファミリーのなかのアポトーシス促進効果がある Bim やアポトーシス促進効果のあるカスパーゼのアップレギュレーションによって，リンパ球のアポトーシスが誘発される[4]．最近の研究では non-genomic effect（ミトコンドリアへの作用）も影響しているといわれている．一方で，リンパ球だけでなく樹状細胞，好酸球，骨細胞もステロイドによってアポトーシスを起こす．

また，ステロイドは T 細胞の活性に影響する．樹状細胞の成熟阻害や，抗原提示作用を示す MHC classII，共刺激分子の CD80/CD86 および炎症性サイトカイン IL-12/TNF などの発現をダウンレギュレーションする．あわせて IL-10 などの抗炎症性サイトカインの発現を促進して樹状細胞の活動を減弱させる．また NF-κB，AP-1 などの活性阻害によって T 細胞受容体（TCR）シグナル伝達を阻害することで $CD4^+$ T 細胞の活性化を抑制する．さらに分化に直接影響し，Th1，Th17 細胞の分化を抑制し，Th2，制御性 T 細胞の分化は促進する．

一方，B 細胞に対する影響はまだ十分に明らかではない．ただし T 細胞と同様に B 細胞受容体（BCR）シグナル伝達の阻害やアポトーシスの促進が報告されている．

■ 文献

1) Cain DW, Cidlowski JA: Immune regulation by glucocorticoids. *Nat Rev Immunol* 2017; **17**: 233-247.
2) Jiang CL, Liu L, Li Z, *et al*: The novel strategy of glucocorticoid drug development via targeting nongenomic mechanisms. *Steroids* 2015; **102**: 27-31.
3) Hardy RS, Raza K, Cooper MS: Therapeutic glucocorticoids: mechanisms of actions in rheumatic diseases. *Nat Rev Rheumatol* 2020; **16**:133-144.
4) Herold MJ, McPherson KG, Reichardt HM: Glucocorticoids in T cell apoptosis and function. *Cell Mol Life Sci* 2006; **63**: 60-72.
5) Eiers AK, Vettorazzi S, Tuckermann JP: Journey through discovery of 75 years glucocorticoids: evolution of our knowledge of glucocorticoid receptor mechanisms in rheumatic diseases. *Ann Rheum Dis* 2024; **83**: 1603-1613.

（小倉剛久）

Part 3 アレルギーその他疾患の診療に必須の診察方法・手順

処方総論

Q37 疾患によって，期待するステロイドの作用はどのように異なりますか？

Answer

ステロイドは病態に合わせて抗炎症作用や免疫抑制作用を果たします．

Points

- ☑ 疾患治療に生理的作用を期待する場合がある．
- ☑ 細胞に対するアポトーシスの誘導を利用して抗腫瘍作用を発揮する．
- ☑ 抗炎症作用を期待して治療する．
- ☑ より多くの量を用いて免疫抑制作用を期待して疾患管理を行う．
- ☑ 抗炎症作用と免疫抑制作用は相互に関連している．

解説

　ステロイドの薬理作用として期待される主な効果は，抗炎症作用および免疫抑制作用である．しかし，様々な疾患の病態解明が進むにつれ，炎症と免疫の関わり合いは，複雑に組み合わさっていることが明らかになっている．以下では，ステロイドに期待される作用を中心に関連した疾患について概説するが，それぞれの作用は相互に重なり合う点がある．

1　生理的作用 1－副腎機能不全

　原発性，中枢性問わずステロイドホルモンの分泌低下により症状が出現する．このため，ステロイドの補充が治療であり，もともとの生理的作用を必要

とする．治療はミネラルコルチコイド作用も有するヒドロコルチゾン（コートリル®）が基本となる．

2 生理的作用 2- 敗血症

感染症治療の基本は，抗菌薬などの原因病原体に対する治療だが，一部の病態でステロイド投与が有用な場合がある．

敗血症は感染症に対する生体反応が調節不能な状態となり，重篤な臓器障害が引き起こされる状態と定義され，敗血症性ショックは生命の危機が迫った重症状態である．敗血症性ショックからの離脱困難例にヒドロコルチゾン200～300 mg/日の併用が弱い推奨とされている[1]．これは，全身状態の悪化による内因性ステロイドの需要増大に対して，供給が追いつかず，相対的な副腎機能不全となるためである[2]．ステロイド投与群では死亡，ショックからの離脱を改善する．

3 抗腫瘍作用 - リンパ系造血器疾患

ステロイドは，リンパ球系の造血器腫瘍を中心とした悪性腫瘍に対する治療として用いられる．以前から急性リンパ性白血病，悪性リンパ腫，多発性骨髄腫などのレジメンにはステロイドが含まれてきた．近年，作用機序の異なる新薬が次々と登場しているものの，引き続き多くの治療レジメンでステロイドは使われている．非ホジキンリンパ腫で使われる CHOP 療法は，ビンクリスチン（オンコビン®），ドキソルビシン（アドリアシン®），シクロホスファミド（エンドキサン®）などとともにプレドニゾロン（プレドニン®）100 mg を 5 日間投与する．ステロイドは血液細胞に対してアポトーシスを誘導することが知られており，特にリンパ球は感受性が高い．また，細胞周期の進行を阻害する働きがあるとされている[3]．これらは免疫抑制作用としても説明されるが，主に抗腫瘍作用を期待して使用される．

また，悪性腫瘍治療に関連して，がん化学療法時の悪心・嘔吐などの消化器症状に対してステロイドは用いられる．制吐作用の機序は不明だが，アラキ

ドン酸の合成抑制，セロトニンの阻害，脳浮腫の改善，腸管運動の改善などが指摘されている．

4 抗炎症作用1-ニューモシスチス肺炎（PCP）

真菌の一種である *Pneumocystis jirovecii* の感染は，特に細胞性免疫が低下した患者で発症する．ステロイドなどの免疫抑制療法は発症のリスクとなるが，*Pneumocystis* 自体の組織障害性は低い．感染後はマクロファージ活性化，Tリンパ球活性化，好中球の動員などで排除されるが，Tリンパ球の活性化が不十分の場合，病原体排泄遅延に伴い，好中球を主体とした過剰な免疫反応によって肺組織の損傷が起こる．これらの過剰な反応を抑えるため，PaO_2：70Torr 未満など酸素が低下した中等症以上では，ステロイドの使用が推奨される[4]．

5 抗炎症（抗アレルギー）作用 – 気管支喘息[5]

気管支喘息は気道の慢性炎症を本態とし，発作性に起こる気道狭窄によって各種臨床症状を繰り返す疾患である．原因としてアレルゲンなどに対する樹状細胞の反応から Th2 リンパ球が活性化され，インターロイキン（interleukin：IL）–4，IL–5，IL–13 などが産生される．これらによって B 細胞からの IgE 産生（IL–4/13），好酸球の誘導，活性化（IL–5），肥満細胞の活性化（IL–9）が起こる．また，気管上皮細胞の障害は IL–33 や IL–25，胸腺間質性リンパ球新生因子（thymic stromal lymphopoietin：TSLP）などを放出し2型自然リンパ球（innate lymphoid cell 2：ILC2）を刺激する．ILC2 からさらに IL–5 や IL–13 が産生される．一方で，樹状細胞から産生される IL–23 により活性化された Th17 細胞が IL–17 を産生し気道局所に好中球を集積させる．ステロイドは好酸球，肥満細胞，Tリンパ球を減少，炎症性メディエーターの抑制などでも効果を発揮し，主に抗炎症作用を介して改善効果があると考えられている．また，non-genomic effect として微小血管収縮作用があり，血管透過性が抑制作用され浮腫の軽減を認める．

処方総論　**139**

6 抗炎症作用 – 関節リウマチ

　自己免疫異常を背景に，滑膜組織を首座として持続性の慢性炎症とそれに伴う進行性の骨，軟骨破壊を伴う疾患である．診断以前から遺伝 / 環境要因により自己抗体が産生されるが，異常な免疫応答により活性化された T 細胞や B 細胞，マクロファージが腫瘍壊死因子（tumor necrosis factor：TNF），IL-1，IL-6 などの各種サイトカインを放出し，血管新生，滑膜細胞の増殖を引き起こす．さらに破骨細胞亢進による骨破壊や蛋白分解酵素による軟骨分解などによって関節破壊を起こす．免疫異常は病気の成り立ちとしては大切だが，局所炎症が症状や病態の進行に重要となる．ステロイドが初めて臨床応用された疾患ではあるが，現在，メトトレキサートを代表とする従来型疾患修飾性抗リウマチ薬（disease-modifying antirheumatic drugs：DMARDs）や，分子標的薬である生物学的製剤や分子標的型 DMARDs が治療の中心で，ステロイドを投与する場合は最小量で発症早期の短期間が推奨されている．これは DMARDs 効果出現までの橋渡しとしての位置づけであり，主に抗炎症作用を目的とした投与方法である．

7 免疫抑制＞抗炎症作用 – 全身性エリテマトーデス（SLE）[6]

　多彩な自己抗体の出現と，免疫複合体を介した炎症による臓器の障害が起こる疾患である．自己寛容の破綻によって自己反応性 T 細胞 /B 細胞が出現し，B 細胞が活性化される．このため，自己抗体は増加し，その抗体と免疫複合体の形成，沈着が臓器における炎症を惹起する．これらの過程には，異常な Toll 様受容体（Toll-like receptor：TLR）シグナル伝達と発現，I 型インターフェロンやその他サイトカインの産生促進，制御性 T 細胞の減少など様々な免疫異常が関わっている．ステロイドの主な作用はリンパ球のアポトーシス誘導，T 細胞 /B 細胞のシグナル伝達阻害などによる活性低下や抗体産生の抑制，サイトカインや細胞接着因子その他の産生低下など全身性エリテマトーデス（systemic lupus erythematosus：SLE）の病態全般に対して多くの免疫機序に作用する．

基本的には免疫異常を元とした病態であるが炎症に伴う病態も組み合わさるため，免疫抑制作用を期待しつつ抗炎症作用も期待してステロイドは使用される．しかし，個々の病態や病状によって主に期待する作用は変わってくる．病初期や活動性の高い時期，重要臓器障害があれば免疫抑制作用を発揮できるように，少なくとも中等量以上のステロイド投与を考慮する．関節炎などのみであれば，抗炎症作用を中心に期待して少量ステロイドが選択肢となる．ただし，いずれの場合もヒドロキシクロロキン（プラニケル®）や免疫抑制薬などステロイド以外の薬剤を組み合わせ，ステロイドの減量，中止が重要である．

■ 文献

1) 日本版敗血症診療ガイドライン2024特別委員会：日本版敗血症診療ガイドライン2024．日集中医誌 2024；**31**：S1165-1313．

2) Annane D, Pastores SM, Rochwerg B, *et al*: Guidelines for the diagnosis and management of critical illness-related corticosteroid insufficiency (CIRCI) in critically ill patients (Part I) : Society of Critical Care Medicine (SCCM) and European Society of Intensive Care Medicine (ESICM) 2017. *Crit Care Med* 2017; **45**: 2078-2088.

3) Kalfeist L, Galland L, Ledys F, *et al*: Impact of glucocorticoid use in oncology in the immunotherapy era. *Cells* 2022; **11**: 770.

4) 青柳哲史，賀来満夫：感染症．山本一彦（編），改訂第3版 ステロイドの選び方・使い方ハンドブック，351-363，羊土社，2018．

5) 山口正雄：喘息病態の新理解（Th2，ILC2，好中球性）．日内会誌 2019；**108**：1114-1118．

6) 庄田宏文：全身性エリテマトーデス 病態，臨床所見，診断．日本リウマチ財団教育研修委員会/日本リウマチ学会生涯教育委員会（編）：リウマチ病学テキスト改訂第3版，182-191，南江堂，2022．

（小倉剛久）

Part 3　アレルギーその他疾患の診療に必須の診察方法・手順

● 処方総論

Q38 ステロイドの強さの違いはありますか？

Answer

ステロイドにはそのグルココルチコイド作用の強さによって種類があります．

Points

- ☑ ステロイドのグルココルチコイド作用の強さによって使い分ける．
- ☑ 併用薬との相互作用でステロイドを使い分ける．
- ☑ ステロイドを使い分けるときには等価換算を用いる．
- ☑ 等価換算した量で固定せず，効果や副作用のバランスを考慮して量や投与方法を調節していく．

― 解　説 ―

1　ステロイドの強さ

　ステロイドは種類により強さが変わる．ステロイドの強さとは，そのステロイドに占めるグルココルチコイド作用の割合のことである．よく我々が計算しているのは，主にグルココルチコイド作用の割合をもとにした各ステロイドの力価である．

2　ステロイドの種類と他剤との相互関係

　ステロイドもほかの薬剤と同様に他剤との相互作用を有する．たとえば，多

142

発血管炎性肉芽腫（granulomatosis with polyangiitis：GPA）で肺病変のある患者に，肺 MAC 症が合併していた場合は GPA に対してステロイドを投与しつつ，肺 MAC 症に対してリファンピシン（リファジン®）を含めた多剤併用療法を行うこととなる．この際，リファンピシンはステロイドとの相互作用により，ステロイドの有効血中濃度を下げる．この対策として，ステロイド投与量を 2 倍にすることで有効血中濃度を目的量に近づけることができることが知られている[1]．または，薬価は高価だがリファンピシンをリファブチン（ミコブティン®）に変更することでステロイドとの相互作用を避けることができる．しかし，リファブチンによるステロイド血中濃度への影響が全くないことは確認されていない．これはステロイドがシトクロム P450 3A4（CYP3A4）により代謝されることに起因している．特に 6β水酸化経路により代謝されるデキサメタゾン（デカドロン®）とベタメタゾン（リンデロン®）では影響を強く受ける．

同様に CYP3A4 の酵素誘導作用を有する薬剤はほかにマクロライド系抗菌薬，アゾール系抗真菌薬，プリスチナマイシン誘導体抗菌薬，エストロゲンなどがある．

3　ステロイド等価換算がすべてではない

ステロイド換算表（Q35 表 2 参照）はあくまでめやすに過ぎない．そもそも換算表の数値は参考書により幅があるため，注意が必要である．さらに，実際に投与するとステロイド製剤ごとの力価のみならず半減期によっても効果と副作用が変動する．実臨床では，等価換算表を参考に量を決め，実際に使ってみたら効果や副作用を慎重に観察し，必要に応じて量や投与方法を工夫するべきである．

a）等価換算表のエビデンス

ステロイド等価換算表の根拠となる研究は 1958〜1959 年に行われた．現在までこれらの研究結果に基づいて等価換算がなされている[2]．

1 つは 1958 年に Bunim, *et al* によって行われ，この研究では，関節リウマ

処方総論　143

チに対するデキサメタゾンの効果を検討した[3]．しかし，効果判定を行う医師には盲検化されていなかったため，バイアスが回避されていないデザインであった．また，デキサメタゾン投与量も try and error で決定されていた．結果，デキサメタゾンはプレドニゾロン（プレドニン®）より 2.5～10 倍の抗炎症作用が認められたため，6 倍と結論づけられた．しかし，一部の症例はデキサメタゾンに変更後，病勢が改善したためデキサメタゾン量も減量することができたことから，デキサメタゾンの力価はプレドニゾロンの 6 倍より高い可能性が考えられる．

2 つ目の研究は 1959 年に Boland, *et al* によって行われた．この研究では，プレドニゾロンとデキサメタゾンの抗炎症作用を比較した[4]．この研究ではコントロール良好な患者においてデキサメタゾンの力価はプレドニゾロンの 8 倍以上であることが示唆された．また，コントロール不良例でもデキサメタゾンはプレドニゾロンの 6.9 倍以上の治療効果があることが示された．

以上 2 つの研究より，デキサメタゾンはプレドニゾロンの力価の 6～8 倍の抗炎症作用があると考えられ現在まで定着している．しかし，いずれの研究でも効果判定に主観が影響しているほか，デキサメタゾンへ変更後に疾患活動性が抑えられていることなどから等価換算の正確性には疑問の余地が残る．

b）副作用には半減期の長さも関係する

また，抗炎症作用に関してはデキサメタゾンがプレドニゾロンの 6 倍であっても，副腎機能抑制作用などの副作用においては約 30 倍にも及ぶとの見解がある[2]．これは 1958 年 Bunim, *et al* によって，デキサメタゾン 0.5 mg を夜 12 時に単回投与しても翌朝の血清コルチゾールは完全に抑制されなかったが，デキサメタゾン 1 mg に増量したところ完全に抑制されたとの報告で，過去の研究と比較することでデキサメタゾンにはプレドニゾロンの 30 倍の副腎機能抑制効果があると報告されたためである[3]．

それまでステロイド連日投与では Cushing 症候群や副腎機能不全の副作用が確認されていたが，1963 年に Harter, *et al* はプレドニゾロン 80 mg を隔日投与すれば 1 か月継続後もこれらの副作用が出現しなかったことを報告した[5]．

また，1965 年にデキサメタゾンとベタメタゾン，プレドニゾロン，メチルプレドニゾロン（メドロール®），ヒドロコルチゾン（コートリル®）の副腎機能抑制の効果持続時間が異なることも報告し，この研究ではデキサメタゾンとベタメタゾンの半減期が長いことが示された[6]．また，1968 年に Rabhan, *et al* が，デキサメタゾンは隔日投与でも副腎機能不全を起こすことを報告した[7]．これにより，副作用の出現は力価のみならず半減期も関係していることが示された．

2002 年の研究では，デキサメタゾン 0.5 mg/ 日を 22 時に投与すると，早朝血清コルチゾールが 80 ％ 抑制されたのに対し，プレドニゾロン 10 mg/ 日では 35 ％ しか抑制されなかった．プレドニゾロン投与の場合でも，半減期が短いため単回投与であれば測定した血清コルチゾール中のプレドニゾロンは少なく，また，プレドニゾロン投与量を増やすほど血清コルチゾール値は低下したため血中のプレドニゾロンの影響は無視できると考えられた．この報告により，デキサメタゾン 0.5 mg の 20 倍量であるプレドニゾロン 10 mg でも副腎機能不全の発生は少なかった[8] ことから，デキサメタゾンにはプレドニゾロンの 20 倍以上の副腎機能抑制効果があることが示唆された．これは，デキサメタゾンの半減期がプレドニゾロンよりも長いため，単回投与であっても力価以上の副作用が出現し得るということである．

ステロイドの半減期が長いと，反復投与により血中のステロイド濃度のトラフが蓄積して高値となる．特に連日投与ではトラフが下がりきる前に次の投与が来るためトラフはより高値に，隔日投与では連日投与の 2 倍量を投与していたとしても次回投与までの間にトラフが下がるためより低値となる．トラフが高値なほど副腎機能抑制効果は強くなる．

c）等価換算表の正しい使い方

以上より，等価換算表には記述されていないが，デキサメタゾンはプレドニゾロンの 20 倍以上，または約 30 倍の副腎機能不全のリスクをもつと考えられる．ステロイドの種類を変更する際には，等価換算表をもとに種類を変更して用量を決定した後，半減期が異なることを念頭に置いて，副作用も慎重に

フォローする．副作用を最低限に抑えたければ隔日投与に変更することも考慮する．しかし前述した通り，デキサメタゾンでは隔日投与でも副作用を抑えることはできない点に注意する．

4 ステロイドの種類と genomic effect, non-genomic effect

ステロイドのうちグルココルチコイド作用が強いものは genomic effect を多くもつ．ステロイドは細胞質内のグルココルチコイド受容体（glucocorticoid receptor：GR）と結合して genomic effect を発揮する．Genomic effect は投与後数時間で出現する．特に長時間作用型のステロイドで強く発現する．

ヒトのステロイド受容体は約 1 mg/kg/ 日のプレドニゾロンで飽和する[9]．飽和以上のステロイドを投与すると non-genomic effect があらわれる．Non-genomic effect の機序は不明であるが，効果は投与後数分から発現する．Non-genomic effect を特に強くもつのはメチルプレドニゾロンとデキサメタゾンである．なるべく早く治療効果を得たい重症患者などの治療時にこれを利用する．代表的なのはメチルプレドニゾロンパルス療法である．

■ 文献

1) 川合眞一：リファンピシン服用者における各種糖質コルチコイド代謝動態の比較．日内分泌会誌 1985；**61**：145-161.

2) 岩波慶一（編）：アウトカムを改善するステロイド治療戦略〈新装改訂版〉，31-40，日本医事新報社，2023.

3) Bunim JJ, Black RL, Lutwak L, *et al*: Studies on dexamethasone, a new synthetic steroid, in rheurheumatoid arthritis: a preliminary report; adrenal cortical, metabolic and early clinical effects. *Arthritis Rheum* 1958; **1**: 313-331.

4) Boland EW: The treatment of rheumatoid arthritis with adrenocorticosteroids and their synthetic analogues: an appraisal of certain developments of the past decade. *Ann N Y Acad Sci* 1959; **82**: 887-901.

5) Harter JG, Reddy WJ, Thorn GW: Studies on an intermittent corticosteroid dosage regimen. *N Engl J Med* 1963; **269**: 591-596.

6) Harter JG, Hall AP, Bayles TB: Physiologic studies with single doses of steroid analogs and the implications for long-term alternate-day steroid therapy. *Arthritis Rheum* 1965; **8**: 445.

7) Rabhan NB: Pituitary-adrenal suppression and Cushing's syndrome after intermittent

dexamethasone therapy. *Ann Intern Med* 1968; **69**: 1141-1148.

8) Pariante CM, Papadopoulos AS, Poon L, *et al*: A novel prednisolone suppression test for the hypothalamic–pituitary–adrenal axis. *Biol Psychiatry* 2002; **51**: 922-930.

9) Buttgereit F, Straub RH, Wehling M, *et al*: Glucocorticoids in the treatment of rheumatic diseases: an update on the mechanisms of action. *Arthritis Rheum* 2004; **50**: 3408-3417.

（前澤怜奈）

Part 3　アレルギーその他疾患の診療に必須の診察方法・手順

● 処方総論

 皮膚外用薬の種類と特徴はどのようなものですか？

Answer

皮膚外用薬には軟膏やローションなど様々な剤形と，ステロイドの強さごとに種類があります．

Points

- ☑ 内服や注射薬と同様に適応疾患，強度，部位，用法・用量が異なる．
- ☑ 膠原病の皮疹に対してステロイド内服と併用してステロイド外用薬を用いることができる．
- ☑ 皮膚外用薬でもステロイドの副作用が起こる．

―――― 解　　説 ――――

1　剤形により使い分ける

　他の外用薬と同様に，ステロイド外用薬にも様々な剤形がある（表1）．
　最も頻用されるのはステロイド軟膏であり，粘度の高さから皮膚の保護と保湿に優れ，また刺激が少ない．しかし，ベタつきが強いことからアドヒアランスを低下させることがある．ベタつきを軽減させた軟膏には水溶性軟膏や油中水型乳剤性軟膏（コールドクリーム）がある．
　軟膏よりもよりべたつきを抑えた剤形がクリームである．創部や潰瘍，びらんがある皮膚には刺激が強く不向きである．クリームを創部に使用する例外は壊死組織のデブリードマンで使用するスルファジアジン銀（ゲーベン®）ク

表1 外用薬の剤形と特徴

剤形		基剤	長所	短所	薬剤例
軟膏	油脂性軟膏	ワセリン，プラスチベースなど	高保湿，低刺激	ベタつき	ステロイド軟膏
	水溶性軟膏	マクロゴールなど	水で洗い流せる，滲出液が多いときに有効	保湿性は油脂性に劣る	ブクラデシンナトリウム（アクトシン®）軟膏
	油中水型乳剤性軟膏	ポリエチレングリコールなど			ヘパリン類似物質（ヒルドイド®）ソフト軟膏
クリーム	水中油型乳剤性軟膏	親水軟膏，バニシングクリーム	ベタつきが少ない，水で洗い流せる	創部には刺激が強い，低保湿	ステロイドクリーム
ゲル	ヒドロゲル	ポリビニルアルコール，寒天	高吸収でベタつきにくい，脂漏性病変に有効，粘膜や創部を保護する	乾燥しやすい	アダパレン（ディフェリン®）ゲル
	リオゲル	高級アルコール，プロピレングリコール			フルオシノニド（トプシム®）クリーム
ローション	乳剤性	親水ワセリン，精製ラノリン，グリセリン	皮膚浸透性が高い，頭皮に適している	創部には刺激が強く，乾燥させやすい	ステロイドローション
	溶液性				
	懸濁性				
糊膏		グリセリン，水，酸化亜鉛	冷却効果，止痒効果	乾燥しやすい	フェノール・亜鉛華リニメント（カチリ）
泥膏		脂肪，ワセリン，パラフィン，グリセリン，水	滲出液の多い病変に有効	硬い	スルファジアジン（テラジア®パスタ）
硬膏		脂肪，酸化亜鉛	皮膚に密着しやすく浸透性が高い	プラスチックフィルムなどで貼り付ける必要がある	フルドロキシコルチド（ドレニゾン®）テープ

処方総論　149

リームである.

　クリームよりさらに水に近い剤形がゲルである．ベタつきを抑えた剤形のほうが保湿力は劣るが，油分が少ない分，皮脂が多い病変に向いている.

　さらに水に近い剤形がローションであり患部に塗布後，水が蒸発することで患部を冷やし，皮膚上に残った主成分が薬効を発揮する．液体であるため頭皮などの毛髪が多い皮膚に特に使用しやすい.

　糊膏（リニメント）は水を増やすとローションになり，患部に塗布すると水の蒸発に伴い冷却作用を施して止痒効果をもたらす.

　泥膏（パスタ）は軟膏より硬い質感でありガーゼなどに延ばして使用する．吸水性が高い剤形であるため滲出液が多い皮膚病変に有効である.

　硬膏（プラスター）はさらに硬い質感でありガーゼや布，紙，プラスチックフィルムなどのシートに延ばして皮膚病変に貼付して用いる．皮膚への密着性が高く長時間とどまるため吸収の効率が高い[1].

2　病変のある部位によりステロイド外用薬を使い分ける

　身体は1枚の皮膚で覆われているが，部位によりステロイド外用薬の吸収

表2　ヒドロコルチゾンの体部位による吸収率の違い

	吸収率
頭皮	3.5
頬	13.0
前額	6.0
腋窩	3.6
前腕外側	1.1
前腕内側	1.0
背中	1.7
陰嚢	42.0
手掌	0.8
足首	0.4
足底	0.1

（前腕内側を1.0とした場合）

率は大きく異なる．角質層が厚い部位ほど外用薬が浸透しにくく，毛孔が多い部位ほど吸収率は高くなる．特に吸収率が高いのは陰嚢と顔面で，前腕内側の皮膚のステロイド吸収率を 1.0 とすると陰嚢では約 42.0 倍，顔面では 13.0 倍吸収されやすいことが知られている（表 2）[2]．吸収率が高い部位にステロイドを処方する際には，これを考慮して他部位よりもステロイドのランクを下げる必要がある．

3　ステロイド外用薬を吸収しやすくする要因と吸収しにくくする要因

　ステロイド外用薬を吸収しやすくする要因として，角質細胞の小ささ，角質層の厚み，皮膚の皮脂の多さや湿潤度の高さ，傷やびらんなどバリアの破綻があること，薬剤と皮膚の接触時間が長いことがあげられる．このため，より角質細胞が小さく湿潤度が高い小児や若年者ほどステロイドの経皮吸収率は高く，年齢が上がるほど低くなると考えられる[3]．また，塗布方法も単純塗布法よりも密封療法（occlusive dressing therapy：ODT）のほうが，吸収効率が高く，単純塗布法ではステロイド経皮吸収率は 3～5% であるのに対して，ODT では約 28% と高くなる．角質を剥離した皮膚では約 78～90% とさらに高い吸収率であるとの報告がある[4]．

4　ステロイド外用薬のランク

　内服薬や注射薬と同様に，ステロイド外用薬にも強さがあり強いものからストロンゲスト（strongest），ベリーストロング（very strong），ストロング（strong），マイルド（mild），ウィーク（weak）の 5 段階に分類される（表 3）．
　適応疾患や皮膚病変の重症度，病変がある部位によって使い分ける．

5　ステロイド外用薬にも副作用がある

　ステロイド外用薬は経皮吸収されると血中へ移行し副作用を生じ得る．適切な使用方法を守っていればそのリスクは低いが，病勢が強いときや難治例では

処方総論　**151**

表3　ステロイド外用薬の強さと薬剤例

ランク	代表薬剤
ストロンゲスト	クロベタゾールプロピオン酸エステル（デルモベート®）
	ジフロラゾン酢酸エステル（ジフラール®，ダイアコート®）
ベリーストロング	モメタゾンフランカルボン酸エステル（フルメタ®）
	ベタメゾン酪酸エステルプロピオン酸エステル（アンテベート®）
	ジフルプレドナート（マイザー®）
	ジフルコルトロン吉草酸エステル（ネリゾナ®，テクスメテン®）
	ベタメゾンプロピオン酸エステル（リンデロン®DP）
	フルオシノニド（トプシム®）
	アムシノニド（ビスダーム®）
	酪酸プロピオン酸ヒドロコルチゾン（パンデル®）
ストロング	デプロドンプロピオン酸エステル（エクラー®）
	デキサメタゾンプロピオン酸エステル（メサデルム®）
	ベタメタゾン吉草酸エステル（リンデロン®V，ベトネベート）
	ベクロメタゾンプロピオン酸エステル（プロパデルム®）
	フルオシノロンアセトニド（フルコート®）
	デキサメタゾン吉草酸エステル（ボアラ®，ザルックス®）
	ハルシノニド（アドコルチン®）
ミディアム，マイルド	プレドニゾロン吉草酸エステル酢酸エステル（リドメックス®）
	アルクロメタゾンプロピオン酸エステル（アルメタ®）
	ヒドロコルチゾン（ロコイド®）
	クロベタゾン酪酸エステル（キンダベート®）
	トリアムシノロン（レダコート®，ケナコルト–A®）
	脱脂大豆乾留タールデキサメタゾン（グリメサゾン®）
ウィーク	プレドニゾロン（プレドニン®）
	クロタミトン・ヒドロコルチゾン（オイラックス®H）

ステロイド外用薬の用量やランクが上がる，外用の継続期間が延びる，繰り返して使用する機会が増える，中断期間が短縮するなどして副作用をより生じやすくなる．

　ステロイド外用薬に特徴的な副作用として皮膚萎縮，毛細血管拡張，多毛，白斑，ステロイドざ瘡，酒さ様皮膚炎，局所感染症などが知られている．

　ステロイド内服薬や注射薬，吸入薬と同様に全身性の副作用も生じる可能性

があり，ステロイド誘発性副腎不全症（glucocorticoid-induced adrenal insufficiency：GIAI）には注意が必要である．詳しくは Q26 を参照いただきたい．

文献

1) 清水　宏：あたらしい皮膚科学，第 3 版，89-93，中山書店，2018.
2) Feldmann RJ, Maibach HI: Regional variation in percutaneous penetration of 14C cortisol in man. *J Invest Dermatol* 1967; **48**: 181-183.
3) Roskos KV, Maibach HI, Guy RH: The effect of aging on percutaneous absorption in man. *J Pharmacokinet Biopharm* 1989; **17**: 617-630.
4) 古江増隆（ゲスト編集），宮地良樹，瀧川雅浩（常任編集）：皮膚科診療プラクティス 6- アトピー性皮膚炎診療のストラテジー，118-124，文光堂，1999.

（前澤怜奈）

処方総論　153

Part 3 アレルギーその他疾患の診療に必須の診察方法・手順

● 処方総論

Q40 ステロイドと併用禁忌および併用にあたって注意すべき薬剤は何ですか？

> **Answer**
>
> シトクロム P450 3A4（CYP3A4）を誘導・阻害する薬剤やステロイドと相乗・相加効果のある薬剤で注意する必要があります．

Points

- ☑ CYP3A4 を誘導・阻害する薬剤は，ステロイドの効果や副作用に影響を与える．
- ☑ ステロイドの種類によって薬剤との相互作用の影響が異なる．
- ☑ ステロイドが併用薬剤の効果や副作用を強める場合がある．

解　説

相互作用は主に，併用薬剤がステロイドの代謝に作用し効果を減弱もしくは増強させる場合と，相乗・相加効果によって両者の効果や副作用を減弱もしくは増強させる場合に大別される（表 1）．

1　CYP3A4 を誘導／阻害する薬剤[1]

酸化酵素であるシトクロム P450（CYP）は主に肝臓に存在し，薬物の代謝を担う．そのなかでも CYP3A4 はステロイドの C_6 位水酸化を触媒して代謝産物に変換する．この経路が主要な代謝経路であるステロイドほど，CYP3A4 の影響を強く受ける（表 2）[2]．一般的に，プレドニゾロン（プレドニン®）はメチルプレドニゾロン（メドロール®）やデキサメタゾン（デカドロン®）などと

表1　添付文章に記載のあるステロイドと相互作用のある主な薬剤

		ヒドロコ ルチゾン	プレドニ ゾロン	メチルプ レドニゾ ロン	デキサメ タゾン	ベタメタ ゾン
CYP3A4 誘導薬（ステロイドの効果を減少）						
抗けいれん薬	フェノバルビタール（フェノバール®）, フェニトイン（アレビアチン®, ヒダン トール®）, カルバマゼピン（テグレトー ル®）※	○	○	○*	○*	○
抗結核薬	リファンピシン（リファジン®）	○	○	○	○	○
抗 HIV 薬	リルピビリン（エジュラント®）, リトナ ビル（ノービア®）	–	–	–	○（リルピ ビリン禁 忌）	–
CYP3A4 阻害薬（ステロイドの効果を増強）						
抗真菌薬	イトラコナゾール（イトリゾール®）, ミ コナゾール（フロリード®）	–	–	○	○	○
抗菌薬	カスポファンギン（カンサイダス®）	–	–	–	○	–
	エリスロマイシン（エリスロシン®）	–	–	○	–	–
制吐薬	アプレピタント（イメンド®）	–	–	○	–	–
エストロゲン	–	○	○	○	–	–
免疫抑制薬	シクロスポリン（サンディミュン®, ネ オーラル®）	○	○	○	○	○
その他						
抗凝固薬	ワルファリンカリウム（ワーファリン）	○	○	○	○	○
NSAIDs	–	–	○	–	○	–
サリチル酸誘 導体	アスピリン	○	○	○	○	○
利尿薬	フロセミド（ラシックス®）, アセタゾラ ミド（ダイアモックス®）, トリクロルメ チアジド（フルイトラン®）	○	○	○	○	○
糖尿病治療薬	ビグアナイド薬, スルホニルウレア（SU） 薬, 速効型インスリン分泌促進薬（グリ ニド薬）, α- グルコシダーゼ阻害薬, チ アゾリジン薬, DPP-4 阻害薬, GLP-1 受 容体作動薬, SGLT2 阻害薬, インスリン 製剤等	○	○	○	○	○
キノロン系抗 菌薬	レボフロキサシン（クラビット®）, ガレ ノキサシン（ジェニナック®）	–	–	○	–	○
活性型ビタ ミン D3 製剤	アルファカルシドール（ワンアルファ®, アルファロール®）	–	○	–	–	–
ジギタリス製 剤	ジゴキシン（ジゴシン®）	○	–	○	–	–
下垂体後葉ホ ルモン	デスモプレシン（ミニリンメルト®）	禁忌	禁忌	禁忌	禁忌	禁忌
生ワクチン	–	禁忌	接種しな いこと	禁忌	接種しな いこと	接種しな いこと

○：記載あり，－：記載なし.

※：カルバマゼピン記載はメチルプレドニゾロン、デキサメタゾンのみ.

（各添付文書をもとに作成）

処方総論　155

表 2　ステロイドの主要代謝経路

	代謝経路				
	A 環還元	11 位酸化	20 位酸化	6 位水酸化	側鎖切断
コルチゾール	++++	+++	++	+	+
プレドニゾロン	+−	++	+++	++	+
メチルプレドニゾロン	−	+	+++	++	?
デキサメタゾン	−	+	+	+++	?
ベタメタゾン	−	+	++	+++	+

(川合眞一，他：合成ステロイド剤の代謝．最新医学 1984；**39**：1556−1563)

比べて CYP3A4 の影響を受けにくい．

a）CYP3A4 を誘導する薬剤

　CYP3A4 を誘導する薬剤は，ステロイドの代謝を促進させるためクリアランスを増大させ，作用を減弱させる．結核や非結核性抗酸菌症（nontuberculous mycobacterial infection：NTM）の治療や潜在性結核の予防治療に用いられるイソニアジド（イスコチン®）の代替薬として用いられるリファンピシン（リファジン®）は，強力な誘導作用をもっている．このため，ステロイドのクリアランスは増大し，リファンピシン併用時は，プレドニゾロンは約 2 倍，デキサメタゾンは約 5 倍の投与量とするのが 1 つのめやすとされる[3]．さらにリファンピシンの誘導効果は投与開始後約 2 週間で出現し，投与中止後も 2 週間以上に渡りその作用が残存するとされる．また，抗けいれん薬もクリアランスを増大させ，ステロイドの作用を減弱させるが，メチルプレドニゾロンと比べるとプレドニゾロンでは相互作用は少ない．

b）CYP3A4 を阻害する薬剤

　CYP3A4 を阻害する薬剤はステロイドのクリアランスを低下させ，作用を増強させる．クラリスロマイシン（クラリシッド®，クラリス®）やアゾール系抗真菌薬は，メチルプレドニゾロンやデキサメタゾンのクリアランスを約 30〜50% 低下させる[2]．シクロスポリン（サンディミュン®，ネオーラル®）も 30%

程度ステロイドのクリアランスを低下させることが指摘されている．ただし，これらの薬剤は，細胞内から外へのトランスポーターであるP糖蛋白質も阻害する働きがある．ステロイドもP糖蛋白質の基質であることが示されており，ステロイドのクリアランス低下に影響しているかもしれない．

　また，がん化学療法時の制吐薬として使われるアプレピタント（イメンド®）などのニューロキニン1（neurokinin 1：NK1）受容体拮抗薬は，デキサメタゾンなどと併用されるが，CYP3A4阻害作用があるため，デキサメタゾンのクリアランスを約50%低下させ血中濃度曲線下面積（area under the curve：AUC）を約2倍にする．このため，NK1受容体拮抗薬併用時のデキサメタゾンは半量にすることが推奨されている．

　これら薬剤は同系統の薬剤でもCYP3A4阻害の強さは一律ではない．このため，添付文章に記載されていない薬剤でも強力な阻害効果のある薬剤ではステロイド副作用の上昇リスクに注意が必要である（表3）[4].

表3 シトクロム P450 3A4（CYP3A4）の阻害薬および誘導薬

中程度の誘導薬	強力な阻害薬	中程度の阻害薬
フェノバルビタール ボセンタン（トラクリア®） デキサメタゾン[†]	イトラコナゾール ボリコナゾール（ブイフェンド®） ポサコナゾール（ノクサフィル®） クラリスロマイシン リトナビル グレープフルーツジュース[※]	フルコナゾール（ジフルカン®） ホスラブコナゾール（ネイリン®） エリスロマイシン アプレピタント シクロスポリン[†] ベラパミル（ワソラン®） ジルチアゼム（ヘルベッサー®） シプロフロキサシン（シプロキサン®） アバコパン（タブネオス®）

※：影響は濃度，用量，種類によって大きく異なる．
†：米国食品医薬品局（FDA）の分類では弱い効果に分類される．
（Morales DR, et al: Relative and absolute risk of tendon rupture with fluoroquinolone and concomitant fluoroquinolone/corticosteroid therapy: population-based nested case-control study. Clin Drug Investig 2019; 39: 205-213 をもとに作成）

処方総論　157

2 その他の相互作用を示す薬剤

a）抗凝固薬

　ステロイドの使用は，Q21 で述べられているように凝固活性因子の増加や，血小板凝集の亢進などにより血液の凝固傾向が高まることが報告されている．このため，血栓形成のリスクが増加し，抗凝固薬の効果が相対的に低下する可能性がある．一方，詳細な機序は不明だが，ワルファリンカリウム（ワーファリン）投与下でステロイドを開始した場合，PT-INR の延長が報告されている．特にステロイド投与開始後はワルファリンカリウムの投与量に注意が必要である．

b）非ステロイド性抗炎症薬（NSAIDs）

　非ステロイド性抗炎症薬（non-steroidal anti-inflammatory drugs：NSAIDs）は，潰瘍などの消化管障害のリスクが高くなることが知られている．ステロイドも消化管障害のリスクを高めることがいわれているが，メタアナリシスではステロイド単独の使用による消化性潰瘍のリスクは変わらないとされる．ただし，NSAIDs との併用は消化管障害の相乗的なリスク増加を認めるため注意が必要である．

c）サリチル酸誘導体

　アスピリンなどのサリチル酸誘導体使用中のステロイド投与開始や増量は，ステロイドによるサリチル酸誘導体の代謝・排泄促進の影響で，サリチル酸誘導体の血中濃度を低下させる可能性がある．一方で，併用時にステロイドを減量，中止すると，サリチル酸の血中濃度が上昇し，特に高用量投与時にはサリチル酸中毒を起こすことが報告されている．また，サリチル酸誘導体も消化管障害のリスクがあるため，その他 NSAIDs 同様にステロイド併用中は注意が必要である．

d）利尿薬

　利尿薬は体内から過剰な水分を排泄する目的で使用されるが，K 排泄型利尿薬では Na 再吸収を抑制するため，代償的に特に集合管での K 尿中排泄が増加し，低カリウム血症が起こることがある．一方，ステロイドは種類によって強

さが異なるが，ミネラルコルチコイド作用をもつものがあり K の尿中排泄を増加させる．このため，利尿薬との相加効果による低カリウム血症が発生しやすくなり，注意が必要である．

e）糖尿病治療薬

ステロイドの添付文章には，各種の糖尿病治療薬が併用注意薬として記載されている．これはステロイドに対する影響ではなく，ステロイドの血糖上昇作用によって糖尿病治療薬の治療効果を減弱するためである．このため，血糖上昇に合わせた薬剤の調整が必要となる．

f）抗菌薬（キノロン系）

キノロン系抗菌薬は，腱炎や腱断裂などの腱障害の副作用が知られており，特に高齢者でリスクが増加する．また，ステロイドでも腱障害の副作用があり，治療開始直後や高用量の単回投与でも起こる可能性がある．特にステロイドとキノロン系抗菌薬の併用は腱障害のリスクがさらに増加する．英国のデータベースを用いた大規模症例対象研究では，腱断裂全般の発生率はステロイド単独で 2.6 倍に対してキノロン系とステロイド併用の場合 6.9 倍に増加した．また，アキレス腱断裂は 4.6 倍に対して併用すると 19.4 倍と高かった．これに基づく推定では，両者併用の 1 万人あたり年間 4.9 件にアキレス腱断裂を認め，頻度としてはまれな副作用（0.1% 未満）に分類される．しかし，腱の疼痛や発赤など腱障害の徴候には注意する必要がある[5]．

g）ワクチン

ステロイドとワクチン接種の相互作用は，主にワクチンの効果減弱の可能性と生ワクチンによる感染の問題があげられる．詳細は Q28 を参照されたい．

■ 文献

1) Up To Date®: Overview of the pharmacologic use of glucocorticoids.
   https://www.uptodate.com/contents/overview-of-the-pharmacologic-use-of-glucocorticoids

2) 川合眞一，市川陽一，本間光夫：合成ステロイド剤の代謝．最新医学 1984；39：1556-1563.

3) 川合眞一：リファンピシン服用者における各種糖質コルチコイド代謝動態の比較. 日内分泌会誌 1985；**61**：145-161.

4) Maeda K, Hisaka A, Ito K, *et al*: Classification of drugs for evaluating drug interaction in drug development and clinical management. *Drug Metab Pharmacokinet* 2021; **41**: 100414.

5) Morales DR, Slattery J, Pacurariu A, *et al*: Relative and absolute risk of tendon rupture with fluoroquinolone and concomitant fluoroquinolone/corticosteroid therapy: population-based nested case-control study. *Clin Drug Investig* 2019; **39**: 205-213.

（小倉剛久）

Part 3 アレルギーその他疾患の診療に必須の診察方法・手順

処方総論

ステロイド投与が有効とされる感染症とその理由は何ですか？

Answer

免疫の暴走（サイトカインストーム）や免疫反応，エンドトキシンショックによる臓器障害を伴う感染症において，ステロイド治療の有効性が示されています．

Points

- ☑ 病原微生物への免疫反応，サイトカインストームが致命的になる感染症が存在する．
- ☑ COVID-19 肺炎，ニューモシスチス肺炎（PCP），細菌性髄膜炎では臓器障害抑制にステロイド投与が有用である．
- ☑ 敗血症性ショックでは，相対性副腎不全に対するステロイドの有用性が示されている．

解　説

1　新型コロナウイルス感染症

　新型コロナウイルス感染症（COVID-19）流行下，サイトカインストームという言葉が世間にも知られるようになった．サイトカインストームは，感染症・薬剤などを契機に,血中のサイトカイン〔インターロイキン（interleukin：IL）-1，IL-6，腫瘍壊死因子（tumor necrosis factor：TNF）-α など〕が過剰に産生され，ショック・播種性血管内凝固・多臓器不全といった致死性な病態が

処方総論　161

誘導された状態を指す．免疫系の暴走とも言い換えられ，サイトカインストームをきたした状態では，強い免疫抑制治療が必要となる．COVID-19同様，免疫反応が重症病態を起こし得る感染症では，病原微生物への治療とステロイド治療の併用が有効性を示している．

COVID-19肺炎では，中等症II以上の呼吸不全でデキサメタゾン（デキサート®，デカドロン®）の使用が推奨されている．デキサメタゾン（デキサート® 6.6 mg静注またはデカドロン® 6 mg内服，1日1回×10日間）を標準療法とするが，投与終了時点で重度の呼吸不全が残存する場合は延長することもある[1]．また，IL-6阻害薬であるトシリズマブ（アクテムラ®），JAK阻害薬であるバリシチニブ（オルミエント®）もサイトカインストームによる重症化抑制に用いられるが，高齢COVID-19患者では，細菌性肺炎などのほかの感染症を合併していることも多く，ステロイド・免疫抑制薬の管理には十分な注意が必要である．

2 ニューモシスチス肺炎（PCP）

ニューモシスチス肺炎（pneumocystis pneumonia：PCP）は，*P.jirovecii*の増殖および免疫反応によって発症する日和見感染症である．CD4$^+$T細胞＜200μL以下のヒト免疫不全ウイルス（human immunodeficiency virus：HIV）感染症，ステロイド治療などの免疫抑制治療による細胞性免疫の低下がリスク因子である．肺障害の主体は*P.jirovecii*の増殖よりも免疫反応によるものが大きく，特に免疫抑制薬使用下などの非HIV-PCPではHIV-PCPに比較し，*P.jirovecii*の菌量が少なく，免疫反応による肺障害が重大である．重症PCPではST合剤とステロイドの併用療法の有効性が示されている．PaO_2 70 mmHg未満（室内気）や$A-aDO_2$ 35 mmHg以上といった呼吸障害が強い症例では，治療開始当初からステロイドを併用する[2]．

3 敗血症

敗血症では，末梢血管の収縮不全による血管収縮薬（ノルアドレナリンな

ど）に反応しない，血管拡張性ショックを起こすことがある．通常，感染症などのストレス下では視床下部 - 下垂体 - 副腎系活性化され，コルチゾールの分泌が増加する．敗血症性ショックでは，コルチゾールの分泌不全，グルココルチコイド受容体（glucocorticoid receptor：GR）の減少，組織反応性の低下をきたし，グルココルチコイド活性が低下することがある．重症関連コルチコステロイド障害（critical illness-related corticosteroid insufficiency：CIRCI）と呼ばれる，相対的な副腎機能不全状態であり，不足したホルモンの補充として，ステロイド投与が考慮される．『敗血症診療ガイドライン 2024』[3] では，初期輸液と血管収縮薬投与に反応しない敗血症性ショックに対し，ショックからの離脱を目的に低用量コルチゾン（200〜300 mg/ 日）の投与が弱く推奨されている（GRADE 2C）．間欠投与・持続投与といった投与方法，投与期間，減量・中止方法は標準化されておらず，循環動態をモニタリングしながらの調整が必要である．

■ 文献

1) 令和 5 年度厚生労働行政推進調査事業費補助金 新興・再興感染症及び予防接種政策推進研究事業一類感染症等の患者発生時に備えた臨床対応及び行政との連携体制の構築のための研究（研究代表者 加藤康幸）：新型コロナウイルス感染症（COVID-19）診療の手引き・第 10.1 版．https://www.mhlw.go.jp/content/001248424.pdf.
2) 三笠桂一，青木信樹，青木洋介，他：JAID/JSC 感染症治療ガイドライン - 呼吸器感染症 -．感染症誌 2014；**88**：40-41
3) 志馬伸朗，中田孝明，矢田部智昭，他：日本版敗血症診療ガイドライン 2024（J-SSCG2024）．日集中医誌 2024；**31**：S1165-S1313.

（今泉ちひろ）

Part 3 アレルギーその他疾患の診療に必須の診察方法・手順

処方総論

Q42 内服の単回投与・分割投与・隔日投与の違いは何ですか？

Answer

　ステロイドは疾患・病勢ごとに初期投与量を設定し，投与スケジュールを決定します．ステロイドの1日総投与量が同じ場合，分割投与＞単回投与＞隔日投与の順に作用・副作用が強く，病態に応じた選択が重要です．

Points

- ☑ 炎症性病態ではステロイドの分割投与を考慮する．
- ☑ 隔日投与はステロイドの副作用軽減に有用である．

解説

　ステロイドの初期投与量は，患者体重を基準にプレドニゾロン（プレドニン®）換算で設定されることが多い（例：プレドニゾロン0.5 mg/kg/日，1.0 mg/kg/日など）．成人Still病などの炎症性病態では，1日量を分割投与することにより持続的な炎症抑制をはかる．処方の簡便性などから，朝・昼・夕食後の3回投与とすることが多い．意識障害や人工呼吸器装着など，経口内服が困難な場合は，水溶性プレドニゾロン（水溶性プレドニン®）の投与を検討する．この場合も，1日量を単回投与するよりも，分割投与によりステロイドの治療効果を高めることを期待する．分割時にはステロイドの生理的分泌量や夜間の不眠などを考慮し，朝＞昼＞夕に傾斜をかけて分割することが多いが，炎症が強い病態では，持続的な効果を期待し，均等に分割する．

隔日投与では，下垂体－副腎皮質系の機能抑制が起こりにくく，副腎不全や成長障害のリスクが軽減する可能性がある．小児科領域では，IgA 腎症[1] や微小変化型ネフローゼ症候群[2] においてプレドニゾロンの隔日投与のレジメンが採用されている．一方で，大血管炎である巨細胞性動脈炎では，隔日投与で再発リスクが上昇することが示され，連日投与が推奨されている[3, 4]．血管炎を代表とした強い炎症性病態では隔日投与や単回投与は効果の減弱をきたしやすく，病態に応じた使い分けが求められる．

処方例 精神神経ループス症例（体重 50 kg）

第 1〜3 病日　メチルプレドニゾロンコハク酸エステルナトリウム（ソル・メドロール®）1,000 mg パルス療法．

メチルプレドニゾロン 1,000 mg ＋生理食塩水 250 ml　3 時間で投与．

第 4 病日〜プレドニゾロン 50 mg（1 mg/kg/ 日）．

朝：プレドニゾロン 20 mg．

昼：プレドニゾロン 20 mg．

夕：プレドニゾロン 10 mg．

意識障害などで内服困難な場合，水溶性プレドニゾロンでの投与も考慮する．

この場合，病棟管理の負担を考慮し

朝：水溶性プレドニゾロン 30 mg

夕：水溶性プレドニゾロン 20 mg

など，1 日 2 回での投与を選択することも多い．

■ 文献

1) 成田一衛（監），厚生労働科学研究費補助金難治性疾患等政策研究事業（難治性疾患政策研究事業）難治性腎障害に関する調査研究班（編）：エビデンスに基づく IgA 腎症診療ガイドライン 2020，東京医学社，2020 年.

2) 成田一衛（監），厚生労働科学研究費補助金難治性疾患等政策研究事業（難治性疾患政策研究事業）難治性腎障害に関する調査研究班（編）：エビデンスに基づくネフローゼ症候群診療ガイドライン 2020，東京医学社，2020 年.

3) Bengtsson BA, Malmvall BE: An alternate-day corticosteroid regimen in maintenance therapy of giant cell arteritis. *Acta Med Scand* 1981; **209**: 347-350.

4) Mukhtyar C, Guillevin L, Cid MC, *et al*: EULAR recommendations for the management of large vessel vasculitis. *Ann Rheum Dis* 2009; **68**: 318-323.

（今泉ちひろ）

Part 3　アレルギーその他疾患の診療に必須の診察方法・手順

● 処方総論

　経口薬と注射薬では効果が違うのでしょうか？

経口投与と経静脈投与では効果に明らかな差はないとされています．

Points

☑ 基本的には同等と考えてよいが，一部の消化器疾患など経静脈投与が推奨されるケースもある．
☑ 高血糖や不眠症などの副作用リスクは差がある．

解　説

1　経口投与と経静脈投与のエビデンスについて

　経口投与と経静脈投与の用量の対応については長年議論されており，以前は経静脈投与の場合は増量することが推奨されていた[1]．経口ステロイド薬は吸収が良好な活性型の製剤のため，薬理作用の用量依存性が最も安定して得られ，静脈注射は量が多いほど血中の蛋白質と結合できない遊離ステロイドが増加し肝代謝率が増加するため内服と比較し不安定と考えられていた．また，静脈注射では一部が抱合型のまま腎臓から排泄されることから，経口薬と比較して 1.1 倍に増量することを推奨している書籍もある[2]．しかし，現在ではいくつかの疾患で両者の間に大きな効果の差はないとのエビデンスが出てきており，概ね同等と考えられている．
　急性視神経炎に対してメチルプレドニゾロンコハク酸エステルナトリウム

処方総論　167

（ソル・メドロール®）1,000 mg の経静脈投与とプレドニゾロン（プレドニン®）の経口 1,250 mg を比較した試験では効果と副作用に差はなかったとの報告がある[3]．また，多発性硬化症に対してのメチルプレドニゾロン治療のメタ解析では経口と経静脈投与で再発に差がないことが示されている[4]．

ほかにも慢性閉塞性肺疾患（chronic obstructive pulmonary disease：COPD）急性増悪に対してのプレドニゾロン 60 mg 経口と経静脈投与で 5 日間投与した試験でも治療効果に差はないとする報告や[5]，気管支喘息において入院後 3 日間での経口プレドニゾロン 100 mg/ 日の投与と経静脈投与ヒドロコルチゾン 100 mg を 6 時間おきの投与で効果は同等であったとの報告もある[6]．ただし，炎症性腸疾患においては経口ステロイド薬の吸収が安定しないことから経静脈投与での投与が推奨されている[7-9]．

副作用リスクに関しては経口投与で不眠症が多いとの報告があり[4]，経静脈投与では経口投与と比較して高血糖が多いとのメタ解析がある[10]．

2　経静脈投与を推奨するケース

以下のような状況では経静脈投与を選択したほうがよい．
・ステロイドパルス時：同量の経口投与は内服量があまりにも多いため．メチルプレドニゾロン 1,000 mg を経口で投与しようとするとメドロール® 錠で 250 錠になる．
・炎症性腸疾患や強皮症，腸管浮腫など腸管機能が低下している可能性があるとき．
・内服困難な状態のときや投与の確実性を担保したいとき．

基本的には同等と考えてよいが，各経口ステロイド製剤の生体利用率については考慮する必要があり．ヒドロコルチゾン（コートリル®）やプレドニゾロンなどの生体利用率が高い経口製剤は同用量でも問題ないだろうが，デキサメタゾン（デカドロン®）やベタメタゾン（リンデロン®）などの生体利用率が低い経口製剤は生体利用率で同効量になるよう調整が必要である．

また，経口から静脈注射に切り替える際に増量を考慮するケースとしては，

疾患の再燃リスクや再燃時のリスクが高い場合は臨床症状に合わせて検討してもよいだろう．

　臨床の現場では経口から点滴に切り替えなければならないケースは経口摂取可能であった状態より不安定な状態であることが想定される．であればステロイドによる加療が必要な病態がある状況でステロイドの実効量が減るよりは多いほうが許容されると考えられる．もともとステロイドを使用していた患者の状態が悪化したケースや侵襲性が高い状況において増量して置き換えるのは臨床感覚としても納得できる．

■ 文献

1) 三森明夫：膠原病診療ノート，第4版，51，日本医事新報社，2019.
2) 山本一彦（編）：改訂第3版 ステロイドの選び方・使い方ハンドブック，羊土社，2018.
3) Morrow SA, Fraser JA, Day C, *et al*: Effect of treating acute optic neuritis with bioequivalent oral vs intravenous corticosteroids: a randomized clinical trial. *JAMA Neurol* 2018; **75**: 690-696.
4) Liu S, Liu X, Chen S, *et al*: Oral versus intravenous methylprednisolone for the treatment of multiple sclerosis relapses: a meta-analysis of randomized controlled trials. *PLoS One* 2017; **12**: e0188644.
5) De Jong YP, Uil SM, Grotjohan HP, *et al*: Oral or IV prednisolone in the treatment of COPD exacerbations: a randomized, controlled, double-blind study. *Chest* 2007; **132**: 1741-1747.
6) Cunnington D, Smith N, Steed K, *et al*: Oral versus intravenous corticosteroids in adults hospitalised with acute asthma. *Pulm Pharmacol Ther* 2005; **18**: 207-212.
7) 日本消化器病学会（編）：炎症性腸疾患（IBD）診療ガイドライン2020 改訂第2版，南江堂，2020.
8) Shaffer JA, Williams SE, Turnberg LA, *et al*: Absorption of prednisolone in patients with Crohn's disease. *Gut* 1983; **24**: 182-186.
9) Chiorean MV: Oral versus intravenous steroids to define refractory ulcerative colitis. *Inflamm Bowel Dis* 2011; **17**: 2503-2504.
10) Kulkarni S, Durham H, Glover L, *et al*: Metabolic adverse events associated with systemic corticosteroid therapy-a systematic review and meta-analysis. *BMJ Open* 2022; **12**: e061476.

（峰岸靖人）

Part 3 アレルギーその他疾患の診療に必須の診察方法・手順

● 処方総論

 ステロイドパルス療法はどんなときに行うのでしょうか？

ステロイドが有効な病態で状況が切迫しているときに行います．

Points

- ☑ 病態に緊急性がある場合は確定診断を待たず臨床診断で行う．
- ☑ Non-genomic effect を期待して使用する．
- ☑ ステロイドパルス療法によって悪化する病態に注意する．

解　説

1　ステロイドパルス療法とは

　ステロイドパルス療法の用量は他の用量と比較検討の結果決められたものではないが，大きな副作用がなかったことからメチルプレドニゾロンコハク酸エステルナトリウム（ソル・メドロール®）1,000 mg/日，250〜500 mL の 5％ブドウ糖液に溶解し 1〜2 時間での投与を 3 日間行うのが慣例として使用されている．高 Na や低 K がある場合など，電解質異常をきたしやすい場合は電解質貯留を避けるために生食は使用しないことが推奨されている．500 mg/日に減量して行うハーフパルス（セミパルス）と呼ばれる投与方法もあるが，効果の違いに関しては不明である．

　ステロイドパルス療法は臨床上，緊急性がある場合に使用を検討する．重症COVID-19 肺炎などの急性期の炎症や免疫反応が激しい場合，自己免疫疾患の

170

急性増悪時など，介入が遅れると重大な後遺症が残る病態があげられる．具体的には血管炎による単神経炎や急速進行性糸球体腎炎，ANCA 関連血管炎や全身性エリテマトーデス（systemic lupus erythematosus：SLE）による肺胞出血，重篤な間質性肺炎，重症敗血症性ショックや重篤な感染に伴う急性呼吸窮迫症候群，ウイルス性脳炎や感染性髄膜炎など不可逆的な症状を呈する可能性がある病態に使用する．臨床的に緊急性があると判断した場合，確定診断がついてなくても施行に踏み切ることが重要である．

　ほかにも難治性ネフローゼ症候群，突発性血小板減少性紫斑病，骨髄移植，リンパ系悪性腫瘍，再生不良性貧血，自己免疫性溶血性貧血，多発性硬化症（経口ステロイドパルス療法で静脈注射と同等の効果を得られた報告あり）[1] など使用される疾患や状況は多岐にわたる．

　細胞内のグルココルチコイド受容体（glucocorticoid receptor：GR）は，ほとんどの細胞に発現している核内受容体の 1 つであり，標的遺伝子の転写を活性化・抑制することで様々な代謝に関与している．この作用を genomic effect という．GR はプレドニゾロン（プレドニン®）1〜2 mg/kg 投与でほとんど飽和し，ダウンレギュレーションも生じるといわれている[2]．それ以上の用量は GR を介さない作用（non-genomic effect）が出現する．Genomic effect による抗炎症作用は 30 分以上かかるとされており，non-genomic effect では即時に抗炎症効果が出る[2]．Non-genomic effect を期待してステロイドパルス療法を行うため，genomic effect を介するミネラルコルチコイド作用が弱く，non-genomic effect が強いとされているメチルプレドニゾロンを使用する[3]．

2　ステロイドパルス療法の注意点

　ステロイドは短期投与ならパルスでも副作用はあまり出ないとされているが，凝固系の異常や血栓症などに注意が必要とされている．また，ステロイドパルス療法を行うことで悪化する病態もある．重症筋無力症ではステロイドパルス療法後，数日間臨床症状が増悪する「初期増悪」を呈し，特に胸腺切除後の患者で出やすいとされている．しかし，初期増悪があるからといってステロ

イドパルス療法を投与してはならないわけではない[4]．どのように投与するか
は個々の症例や臨床家によって決定されている．

　ギランバレー症候群ではステロイドパルス療法単独での使用は推奨されてい
ない[5]．γグロブリン大量静注療法との併用であれば考慮してもよいとされて
いる．

処 方 例 **（1）ステロイドパルス療法**

メチルプレドニゾロンコハク酸エステルナトリウム 1,000 mg
5% ブドウ糖液 100〜250 mL で 1〜2 時間かけて投与．1 日 1 回 3
日間．（電解質異常がない，糖尿病がある，心機能に問題がない場
合等は生食でも可）

（2）ハーフパルス（セミパルス）

メチルプレドニゾロンコハク酸エステルナトリウム 500 mg　5%
ブドウ糖液 100〜250 mL で 1〜2 時間かけて投与．1 日 1 回 3 日
間．（電解質異常がない，糖尿病がある，心機能に問題がない場合
等は生食でも可）

■ 文献

1) Le Page E, Veillard D, Laplaud DA, *et al*: Oral versus intravenous high-dose methylprednisolone for treatment of relapses in patients with multiple sclerosis (COPOUSEP): a randomized, controlled, double-blind, non-inferiority trial. *Lancet* 2015; **386**: 974-981.

2) B J Lipworth: Therapeutic implications of non-genomic glucocorticoid activity. *Lancet* 2000; **356**: 87-89.

3) Buttgereit F, Brand MD, Burmester GR: Equivalent doses and relative drug potencies for non-genomic glucocorticoid effects: a novel glucocorticoid hierarchy. *Biochem Pharmacol* 1999; **58**: 363-368.

4) Sugimoto T, Ochi K, Ishikawa R, *et al*: Initial deterioration and intravenous methylprednisolone therapy in patients with myasthenia gravis. *J Neurol Sci* 2020; **412**: 116740.

5) Guillain-Barré Syndrome Steroid Trial Group: Double-blind trial of intravenous methylprednisolone in Guillain-Barré syndrome. *Lancet* 1993; **341**: 586-590.

（峰岸靖人）

Part 3　アレルギーその他疾患の診療に必須の診察方法・手順

● 処方総論

Q45　ステロイドの初期量はどのくらい続けるのでしょうか？

Answer

初期量によって異なります．従来は中等量以上の投与でも2週，場合によっては4週にわたって継続することが慣例でしたが，現在は1週，長くても2週で減量を開始することが標準的です．少量の場合には4週程度継続することもあります．

Points

- ☑ 中等量以上の初期量の継続は2週を上限として，可能な限り1週で減量を開始できるようにステロイドパルス療法を含めた初期投与量を決定する．

解説

　ステロイドのリスク・ベネフィットバランスを最適化するためには，高確率で奏効することが期待できる初期量を設定することが重要である．通常の低分子化合物とは異なり，漸増法を採用することはない．プレドニゾロン（プレドニン®）換算で10 mg/日以下であれば，4週継続してから2〜4週ごとに1〜2.5 mg/日ずつ減量していくこともあり得る．しかし，15 mg/日以上であれば2週を限度とし[1]，40 mg/日以上なら1週で減量を開始するようにする[2]．そのために必要な少なくとも1剤の免疫抑制薬の併用や，必要なら生物学的製剤の併用を行い，またステロイドもパルス療法で開始することもしばしばである．

処方例 プレドニゾロン 60 mg/ 日（1 mg/kg/ 日）で開始した場合の 15 週までの当科プロトコール（表 1）

表 1　東邦大学医療センター大橋病院膠原病リウマチ科のプロトコール例

週数	プレドニゾロンの 1 日投与量 （mg）
1	60
2	40
3	30
4	20
5, 6	15
7, 8	12.5
9, 10	10
11〜14	7.5
15〜	5

文献

1) Kidney Disease: Improving Global Outcomes（KDIGO）Lupus Nephritis Work Group: KDIGO 2024 clinical practice guideline for the management of LUPUS NEPHRITIS. *Kidney Int* 2024; **105**: S1–S69.

2) Hellmich B, Sanches-Alamo B, Schirmer JH, *et al*: EULAR recommendations for the management of ANCA-associated vasculitis: 2022 update. *Ann Rheum Dis* 2024; **83**: 30–47.

（亀田秀人）

処方総論　175

Part 3　アレルギーその他疾患の診療に必須の診察方法・手順

● 処方総論

 ステロイドの初期量からさらに増量することはありますか？

Answer

初期量で通常有効性がみられる時期に効果が認められなければ増量することはありますが，まれです．

Points

- ☑ 初期量から増量することのないように初期量や併用免疫抑制薬などを決定するため，初期量からの増量はまれである．
- ☑ やむを得ず増量する場合には，再度の増量とならないように短期的に十分量へ増量し，ステロイドパルス療法を行うことが多い．
- ☑ 病態・診断や臨床評価，さらには併用薬を再度見直すことも重要である．

解　説

　ステロイド療法の基本は漸増法ではなく漸減法であるため，開始時には十分量を投与する．したがって，2つの用量で迷った場合には高用量を選択し，その分は減量を早くすればよいと考える．しかし，予想に反して有効性が得られなかった場合には，2度そして3度と増量を繰り返すことがないようにステロイドパルス療法を含めた短期的な十分量へ増量することが重要である．さらに病態や診断，臨床評価が適切であったかを再検討すること，そして，初回治療として併用した免疫抑制薬（があれば）の効果発現時期によって，その増量やさらなる追加併用の必要性などを検討することも欠かせない．まれであるがグ

ルココルチコイド受容体（glucocorticoid receptor：GR）の遺伝的異常などによりステロイド感受性が低下した患者も存在する[1]．なお，Q40 に記載された薬物相互作用の結果として増量する場合もある．

処方例
(1) プレドニゾロン（プレドニン®）5 mg 1 回 2 錠 1 日 3 回（毎食後）を開始して 2 週後に漿膜炎の改善がみられない場合
メチルプレドニゾロンコハク酸エステルナトリウム（ソル・メドロール®）1 回 1000 mg 1 日 1 回（点滴静注，3 日間）．
続いてプレドニゾロン 5 mg 1 回 3 錠 1 日 3 回（毎食後）．
同時に併用薬の追加を積極的に考慮する．
(2) プレドニゾロン　5 mg 1 回 1 錠 1 日 3 回（毎食後）を投与中にリファンピシン（リファジン®）の併用が必要となったため，プレドニゾロン 5 mg 朝食後 2 錠，昼食後 2 錠，夕食後 1 錠に増量した．

■ 文献

1) Lockett J, Inder WJ, Clifton VL: The glucocorticoid receptor: Isoforms, functions, and contribution to glucocorticoid sensitivity. *Endocr Rev* 2024; **45**: 593–624.

（亀田秀人）

Part 3 アレルギーその他疾患の診療に必須の診察方法・手順

処方総論

Q47 ステロイドの減量はどうすればよいのでしょうか？

> **Answer**
> 病態や重症度によりますが，3〜4か月以内にプレドニゾロン（プレドニン®）5 mg/日に到達するように減量します．

Points

- [x] ステロイドの減量は可及的速やかに行うことが原則であり，そのために必要な免疫抑制薬などを初期治療から併用する．
- [x] 病態や重症度に応じてステロイドの減量スピードを調節するのではなく，プロトコール通りの減量に必要な併用薬を工夫することが大切である．

― 解　説 ―

　ステロイドのリスク・ベネフィットバランスを最適にするためには，短期的な十分量投与と長期的な最小量投与の両立を目指す必要がある．そのためには十分量の初期量から急速漸減すべきであり，それを可能にするために必要な免疫抑制薬や生物学的製剤を積極的に併用する[1-3]（表 1）．

　併用薬の選択肢が乏しかった時代の名残で，重症例にはステロイドを緩徐に減量という習慣から脱皮できなければ，従来の多彩なステロイド副作用を回避することもできないことを肝に銘じる必要がある．

　実際に，皮膚筋炎の急速進行性間質性肺炎に対するステロイド，シクロホスファミド（エンドキサン®），シクロスポリン（ネオーラル®）の初期治療から

178

の3剤併用を筆者らが初めて報告したのは2005年であるが[4]，2024年に改訂された米国リウマチ学会のループス腎炎治療ガイドラインでは，初期治療からのステロイド，ミコフェノール酸モフェチル（セルセプト®）（または低用量シクロホスファミド），そしてベリムマブ（ベンリスタ®）またはカルシニューリン阻害薬の3剤併用療法が推奨されている[5]．

表1　ループス腎炎のステロイド・レジメン例

	標準（従来）投与法	中等投与法	減量投与法
パルス療法	初期治療なし，または250〜500 mgを3日間まで	初期治療としてしばしば250〜500 mgを3日間まで	初期治療として通常250〜500 mgを3日間まで
経口プレドニゾロン相当（/日）			
0〜2週	0.8〜1.0 mg/kg（max 80 mg）	0.6〜0.7 mg/kg（max 50 mg）	0.5〜0.6 mg/kg（max 40 mg）
3〜4週	0.6〜0.7 mg/kg	0.5〜0.6 mg/kg	0.3〜0.4 mg/kg
5〜6週	30 mg	20 mg	15 mg
7〜8週	25 mg	15 mg	10 mg
9〜10週	20 mg	12.5 mg	7.5 mg
11〜12週	15 mg	10 mg	5 mg
13〜14週	12.5 mg	7.5 mg	2.5 mg
15〜16週	10 mg	7.5 mg	2.5 mg
17〜18週	7.5 mg	5 mg	2.5 mg
19〜20週	7.5 mg	5 mg	2.5 mg
21〜24週	5 mg	<5 mg	2.5 mg
25週以上	<5 mg	<5 mg	<2.5 mg

（KDIGO 2021 より抜粋）

■ 文献

1) Fanouriakis A, Kostopoulou M, Andersen J, *et al*: EULAR recommendations for the management of systemic lupus erythematosus: 2023 update. *Ann Rheum Dis* 2024; **83**: 15-29.

2) Hellmich B, Sanchez-Alamo B, Schirmer JH, *et al*: EULAR recommendations for the management of ANCA-associated vasculitis: 2022 update. *Ann Rheum Dis* 2024; **83**: 30-47.

3) Kidney Disease: Improving Global Outcomes（KDIGO）Lupus Nephritis Work Group: KDIGO 2024 clinical practice guideline for the management of LUPUS NEPHRITIS. *Kidney Int* 2024; **105**: S1-S69.

4) Kameda H, Nagasawa H, Ogawa H, *et al*: Combination therapy with corticosteroids, cyclosporin A and intravenous pulse cyclophosphamide for acute/subacute interstitial pneumonia in patients with dermatomyositis. *J Rheumatol* 2005; **32**: 1719-1726.

5) The American College of Rheumatology（ACR）: New ACR guideline summary provides guidance to screen, treat, and manage lupus nephritis.
https://assets.contentstack.io/v3/assets/bltee37abb6b278ab2c/blt4db6d0b451e88caf/lupus-nephritis-guideline-summary-2024.pdf.

（亀田秀人）

Part 3 アレルギーその他疾患の診療に必須の診察方法・手順

処方総論

Q48 ステロイドの減量中に再燃したらどうするのですか？

Answer

再燃の重症度に応じてステロイドの再増量やステロイドパルス療法の要否を検討しますが，併用免疫抑制薬や生物学的製剤の変更・追加を同時に行うことが原則です．

Points

- ☑ 重症の再燃においては迅速かつ高確率で再燃をコントロールするためにステロイドパルス療法を含めた再増量を行う．併用免疫抑制薬や生物学的製剤の効果が不十分であると判断して，これらの変更・追加を同時に行うことが重要である．
- ☑ 重症でない再燃の場合にはステロイドを増量せずに併用免疫抑制薬や生物学的製剤の変更・追加のみで対応し，有効性が確認できて症状がコントロールされたらステロイドの減量を継続する．

解説

　再燃への対応は罹患臓器の種類や炎症の活動性を含めた重症度により異なる．

　重症の再燃においては迅速かつ高確率で再燃をコントロールするためにステロイドパルス療法を含めた再増量を行う．それまでに併用していた免疫抑制薬や生物学的製剤の効果が不十分であると判断して，これらの変更・追加を同時に行うことが重要であり，ステロイドの増量だけで済ませないことがポイント

処方総論　181

である.

　一方で，重症でない再燃の場合にはステロイドを増量せずに併用免疫抑制薬や生物学的製剤の変更・追加のみで対応することを積極的に考慮する．ステロイドを増量する場合も，より短期的な増量にとどめる．有効性が確認できて症状がコントロールされたら，特に再燃時点のステロイド投与量が5 mg/日を超えていた場合には，さらなる減量を慎重に試みる．

処方例 （1）プレドニゾロン（プレドニン®）1回2錠1日1回まで減量したところで再燃した場合

メチルプレドニゾロンコハク酸エステルナトリウム（ソル・メドロール®）1回250 mg 1日1回（点滴静注，3日間）.

続いてプレドニゾロン1回2錠1日2回（朝夕食後，治療4日目より）.

同時に2剤目の免疫抑制薬を追加併用.

2週後よりプレドニゾロン1回3錠1日1回（朝食後）.

さらに2週後よりプレドニゾロン1回2錠1日1回（朝食後）.

さらに4週後にはプレドニゾロン1回1.5錠1日1回（朝食後）とする.

■ 文献

1)　Imaizumi C, Ogura T, Inoue Y, *et al*: Reduced rate of disease flares in Japanese patients with systemic lupus erythematosus: an altered balance between the use of glucocorticoids and immunosuppressants in recent decades. *Intern Med* 2022; **61**: 3189–3196.

（亀田秀人）

Part 3 アレルギーその他疾患の診療に必須の診察方法・手順

● 処方総論

Q49 ステロイドの中止は可能なのでしょうか？

Answer
多くの疾患で可能となってきましたが，疾患によって異なります．

Points

- ☑ 投与期間や原疾患の活動性によって，減量・中止の方法は変わってくる．
- ☑ ステロイドの中止は疾患によって可能性が異なる．
- ☑ これまで中止が難しかった疾患も，新規作用機序の薬剤の組み合わせでステロイド中止が可能となってきている．

解説

　ステロイドは素晴らしい治療効果をもたらし，生命予後を含めた疾患管理に大きな影響をもたらした．一方で，生理的に過剰なホルモン投与となるため，大量であるほど，長期であるほど副作用が問題となる．このため，基本は疾患のコントロールがつき次第，減量，中止を目指す必要がある．最終的にはステロイドの中止が目標となるが，疾患によって可能性は変わってくる．

1　中止の適応と問題点

ステロイドの中止を考えるのは[1]，
（1）十分な治療効果が得られたとき
（2）十分な治療を行った後でも治療効果が得られない（不十分）なとき

処方総論　183

（3）制御不能な副作用が発生したとき

しかし，ステロイド中止の問題点として，投与期間によって，急激な減薬，中止は副腎不全のリスクを招くこととなる．短期間であれば急な中止も可能だが，視床下部−下垂体−副腎系に抑制がかかっていれば，慎重な減量・中止が必要になる．一般的な薬剤と違って，副作用が出たから中止が正解とならないことは多い．また，ステロイドに対する精神的な依存や，治療の対象となっていた原疾患の再燃などがステロイドの減量・中止を妨げる要因ともなる．このため，疾患の特徴を理解して，疾患に応じた投与計画や新たな作用機序の薬剤の積極的な併用を行うことでステロイドの中止を目指していく必要がある．以下にいくつかの具体的な疾患を提示する．

2 中止する疾患

反応性の炎症性疾患やアレルギーなどが対象となる．たとえば，痛風や偽痛風などの結晶誘発性急性関節炎は自然経過でも改善が見込まれる．ただし，症状は強く，しばしば非ステロイド性抗炎症薬（non-steroidal anti-inflammatory drugs：NSAIDs）などの投与が行われる．腎機能が悪く NSAIDs が使い難い場合に，病態改善まで数日から1週間程度ステロイドの短期投与が行われる場合がある．亜急性甲状腺炎はウイルス感染を契起に起こる炎症性疾患だが，通常自然経過で改善する．重症度に応じてステロイドの投与が行われる場合があるものの，1〜3か月以内には中止可能である．また薬疹のように原因の除去が病態改善に重要な疾患であれば，重症度に応じて外用もしくは全身投与で急性期の治療を行い，その後中止することは可能である．

3 中止可能な疾患

これまで維持量の内服が必要とされてきた疾患も多いが，新たな治療薬の出現でステロイドの位置づけも大きく変わってきている．ただし，疾患によって中止の可能性は変わってくる．

a）気管支喘息

気道を病変の首座とする慢性炎症性疾患で，アレルギーの関与するタイプとしないタイプがある．古くから発作時の治療には，気道炎症の改善を目的としてステロイドの全身投与が行われてきた．また安定期の治療には，吸入ステロイド薬が使用されている．小児期発症の喘息は多くが成人までに寛解するために治療が不要となる．一方，成人発症の場合，小児と比べて寛解する可能性は低いが，他の合併症がなければ平均寿命は短縮されない．吸入ステロイド薬に関しては病状の改善とともに減量は可能である．ただし，完全な中止は半数程度でその後の増悪がみられた．

全身投与のステロイドは，重症喘息の場合継続的に使用されている患者も多いが，生物学的製剤の登場により中止が可能となってきた．IL-5 受容体 α 抗体のベンラリズマブ（ファセンラ®）の併用によって，約 6 割の患者で内服ステロイドが中止できた[2]．

b）関節リウマチ

関節の変形・破壊を特徴とし滑膜を病変の首座とする全身性の炎症性自己免疫性疾患で，初めてステロイドが使われた疾患である．ステロイドの投与によって症状の劇的な改善はみられたが，病気の経過を変えることはできず，副作用が問題となった．それでも十分な治療方法がなかった時代は，いかに最小限の副作用でステロイドを使うかが重要であった．

しかし，現在は疾患修飾性抗リウマチ薬であるメトトレキサートを中心に，生物学的製剤や分子標的合成抗リウマチ薬など多くの治療薬があり，ステロイドの使用は必要な場合のみ短期，少量使うことが推奨されている．血管炎病態の合併がなければ，基本は日常生活動作（ADL）が強く障害されている場合に，抗リウマチ薬使用の下，早期患者を対象に使用し，数か月以内に漸減，中止すべきである．以上の点から「中止する疾患」になったといえるが，抗リウマチ薬の効果不十分，合併症や副作用により抗リウマチ薬が十分に使えない，精神的依存も含めたステロイド長期投与からの離脱困難などにより，現状でも国内のコホートでみると 2 割程度の患者には使用されている[3]．

処方総論　185

表1 全身性エリテマトーデス患者のステロイド漸減と中止に関する研究

研究	年	研究デザイン	参加人数	介入	対照	期間	指標	結果	
ランダム化比較試験（RCT）									**バイアスリスク**
Mathian, *et al*	2020	RCT	124	継続	中止	52週	再燃の危険性	RR 0.2（0.1-0.7）	High
							最初の再燃までの期間	HR 0.2（0.1-0.6）	
							中等度/重症再燃のリスク	RR 0.1（0.1-0.9）	
観察研究									**研究の質**
Floris, *et al*	2022	前向き	127	漸減		2年	再燃率	≤5mg 42% vs >5mg 46%；p=0.71	Poor
Nakai, *et al*	2022	後向き	73	中止		52週	再燃のない寛解		Poor
Ji, *et al*	2022	後向き	132	中止		中央値22か月	再燃率	36%	Poor
Tselios, *et al*	2021	前向き（傾向スコアマッチング）	204	継続	中止	24か月	再燃率	50% vs 33%；p=0.01	Good
							損傷蓄積	18% vs 7%；p=0.022	
Fasano, *et al*	2021	前向き	154	継続	中止	中央値59か月	再燃率	11% vs 13%；p=0.81	Fair
							損傷蓄積	違いなし	
Tani, *et al*	2019	後向き	148	中止		1年	再燃率	23%	Poor
Goswami, *et al*	2019	後向き	148	中止		中央値539日	再燃率	21%	Poor
							腎炎再燃	12%	
Hanaoka, *et al*	2019	後向き	73	ステロイド，免疫抑制薬，HCQ	無治療	平均15か月	再燃率	薬物なし群では薬物あり群と比較し高い；p<0.001	Poor

HCQ：ヒドロキシクロロキン（プラニケル®）．

（Kostopoulou M, *et al*: Management of systemic lupus erythematosus: a systematic literature review informing the 2023 update of the EULAR recommendations. *Ann Rheum Dis* 2024; **83**: 1489-1501）

c) 全身性エリテマトーデス（SLE）

　全身の臓器を病変とする自己免疫性疾患で，ステロイド使用前の時代と比べて生命予後は大きく改善した．しかしながら依然一般人口と比べて死亡率は高い．原疾患の活動性もリスクとなっているが，晩期死亡原因には心血管イベントや治療合併症などが指摘されている．また長期の追跡調査ではステロイド内服患者は死亡率を含めた様々な有害事象の発生率が高く，プレドニゾロン（プレドニン®）5 mg/ 日未満の内服でも同様だった．一方で，2015 年のイタリアからの報告ではステロイドや免疫抑制薬を使用せず 5 年以上寛解を維持できるのは 7%，ステロイドのみの中止で寛解を維持できたのも 15% 程度だった[4]．

　このようにステロイドの使用は問題にはなるものの，実際の中止は難しいことが多い．ただ，近年ではステロイド中止の可能性を探るいくつかの研究が行われている（表 1）[5]．

　単施設非盲検ではあるがランダム化比較試験（RCT）が 1 件行われており，1 年以上 SLE の活動性が安定していた患者に対して少量プレドニゾロン（プレドニゾロン 5 mg/ 日）の中止が可能かどうかを検討している[6]．1 年間の観察においてステロイド維持群で有意に再燃は低く，少量維持が再燃防止に有用であったとの結論になっている．観察研究ではステロイド維持群と中止群で差がなかったとの報告もあるが，中止群で再燃が多かったとの報告もある．このように必ずしも中止可能とはいえないが，前述の RCT では中止群でも 73% は再燃していない．一方，現状の研究は期間が 1～2 年程度の報告で，より長期的なステロイド中止の是非は明らかではない．しかし中止できる患者が一定数存在する可能性が示唆されており，現在の SLE に対する生物学的製剤の進歩によって，さらに多くの患者でステロイド中止を実現することが期待される．

▍4　中止不可能な疾患

　原発性副腎機能低下症など，永続的にステロイドを補充する必要がある病態は中止が困難である．ただしそれ以外の疾患は十分，ステロイドの中止が期待できる．

処方総論　187

■ 文献

1) Up To Date®: Glucocorticoid withdrawal.
   https://www.uptodate.com/contents/glucocorticoid-withdrawal
2) Menzies-Gow A, Gurnell M, Heaney LG, *et al*: Oral corticosteroid elimination via a personalised reduction algorithm in adults with severe, eosinophilic asthma treated with benralizumab（PONENTE）: a multicentre, open-label, single-arm study. *Lancet Respir Med* 2022; **10**: 47.
3) 田中榮一：関節リウマチの疫学．日本内科学会雑誌 2023；**112**：1890-1899．
4) Zen M, Iaccarino L, Gatto M, *et al*: Prolonged remission in Caucasian patients with SLE: prevalence and outcomes. *Ann Rheum Dis* 2015; **74**: 2117-2122.
5) Kostopoulou M, Mukhtyar CB, Bertsias G, *et al*: Management of systemic lupus erythematosus: a systematic literature review informing the 2023 update of the EULAR recommendations. *Ann Rheum Dis* 2024; **83**: 1489-1501.
6) Mathian A, Pha M, Haroche J, *et al*: Withdrawal of low-dose prednisone in SLE patients with a clinically quiescent disease for more than 1 year: a randomised clinical trial. *Ann Rheum Dis* 2020; **79**: 339-346.

（小倉剛久）

Part 3 アレルギーその他疾患の診療に必須の診察方法・手順

処方総論

Q50 コルチゾールの概日リズムに合わせた投与について教えてください

Answer
必要に応じて，概日リズムに合わせた投与が有用です．

Points

- ☑ 生体は体内時計によって概日リズムがコントロールされている．
- ☑ コルチゾールには概日リズムがあり，生体リズムに影響を与えている．
- ☑ 朝1回の投与は概日リズムに近い投与となるが，効果と副作用のバランスを考えて投与方法を考えることが重要である．

解　説

1　生体の概日リズム

　人間をはじめとする生物は，体内時計によって1日のリズムが変化している．このリズムは時計遺伝子による周期的な蛋白質発現（約24時間周期で遺伝子の転写活性・抑制を繰り返すことで蛋白質発現が増減する）によって制御されている[1]．体内時計は一定した環境下でも自律的に作動し，全身で発現している．このため昼夜の明暗など環境による時間情報がない状況下でも，ほぼ24時間周期で睡眠や食事などのリズムがある．一方で，光や食事といった環境リズムによっても体内時計は調整・修正される．

　体内時計は全身の各臓器・各細胞で発現しているが，それぞれ働いている末

処方総論　189

梢の体内時計は中枢の体内時計によって調整されている．視床下部にある視交叉上核（suprachiasmatic nucleus：SCN）は，体内時計の中枢であり自律的に体内時計として作動するとともに，光が眼に入ると一部の網膜神経節細胞から伝達物質が発現し，SCNに伝達することによって，体内時計と環境との調整を行っている．さらに自律神経の中枢である視床下部の室傍核（paraventricular nucleus：PVN）からの刺激は交感神経を介して各臓器の体内時計の違いを調整している．またコルチゾールはグルココルチコイド受容体（glucocorticoid receptor：GR）を介して全身の体内時計を同調させる役割がある．

2 コルチゾールの概日リズム

コルチゾールの分泌は主に早朝にピークを迎え，夕や夜には低下し，夜中には最も少ない状態となることが知られている（図1)[2]．このリズムは，代謝，免疫機能，血圧調節，ストレス応答などに影響し，人間が日中に活動し夜間休息するための重要な役割を果たす．

コルチゾールの概日リズムは体内時計の影響を受けている．SCNからの刺

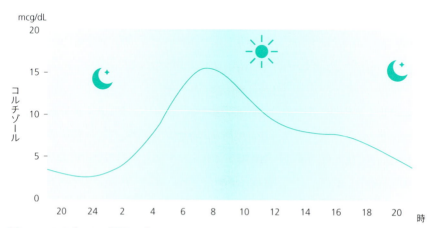

図1　コルチゾールの概日リズム
健常人における1日の血清コルチゾール濃度の推移．
(Debono M, et al: Modified-release hydrocortisone to provide circadian cortisol profiles. *J Clin Endocrinol Metab* 2009; **94**: 1548-1554)

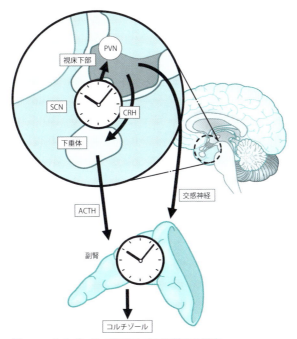

図2　コルチゾールの概日リズム調整の仕組み
SCN：視交叉上核，PVN：室傍核，CRH：副腎皮質刺激ホルモン放出ホルモン，ACTH：副腎皮質刺激ホルモン．
（鳥光拓人，他：副腎皮質ホルモンの概日リズムと内分泌代謝恒常性．臨化 2021；50：337-344）

激がPVNに入ることで，PVNから分泌される副腎皮質刺激ホルモン放出ホルモン（corticotropin-releasing hormone：CRH）を刺激することや，交感神経を介して直接的に副腎皮質に影響を与えることで形成されるとされている（図2）[3]．

　また，副腎皮質自体にも体内時計は発現している．この体内時計はステロイド産生や下垂体前葉から分泌される副腎皮質刺激ホルモン（adrenocorticotropic hormone：ACTH）の感受性に対する概日リズム形成に関与している．

3　概日リズムに合わせたステロイド投与

　生体リズムに影響を与えるステロイドは，その影響を考えると概日リズムに

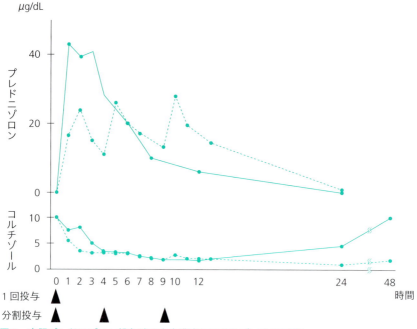

図3 内服プレドニゾロン投与時の血中濃度とコルチゾールの反応
●—単回投与，●---分割投与，▲投与タイミング
単回投与は朝9時に60 mgのプレドニゾロンを内服．分割投与は1日3回等量に分割（1回20 mg）として9時，13時，18時に内服．
プレドニゾロンは24時間まで，コルチゾールは48時間後までのデータを表示．
（桑島勢津子：経口投与によるプレドニゾロンの生体内代謝について．金沢大学十全医学会雑誌 1983；92：645-658）

合わせた投与が望ましい．一方で，十分な治療効果を発揮できない可能性がある．

　日常臨床で汎用されるプレドニゾロン（プレドニン®）の最高血中濃度到達時間1～2時間，血中半減期は2～4時間とされる[4]．単回投与すると，投与後に血中濃度のピークを迎えて，その後減少する（図3）[5]．一方で同量を分割投与した場合には，初回投与後の血中濃度ピークは単回投与に比べて少ないものの，その後の投与後には徐々に上昇し，血中濃度が維持される時間は長い．プレドニゾロン投与は視床下部‐下垂体‐副腎系のホルモン分泌に抑制的に作用

しコルチゾール分泌を抑制するが，分割投与のほうがより長時間に渡り影響する．

　個人差や投与量など様々な要因によって左右はされるが，朝1回の投与はコルチゾールの概日リズムに近くなり，視床下部-下垂体-副腎系の抑制や睡眠への影響を最小限にとどめることが期待できる．ただし同量の分割投与と比較した場合，持続した免疫や炎症を抑える効果は弱くなる．

　このため少量投与や副作用への影響を最小限に抑えることを優先した場合，朝1回投与が望ましいが，膠原病疾患などで中等量以上の投与が必要な病態の場合には分割投与が考慮される．ただし疾患・病態や投与量，投与期間に応じて，効果と副作用のバランスを考えた投与方法を検討することが望ましい．

■ 文献

1) Dibner C, Schibler U, Albrecht U: The mammalian circadian timing system: organization and coordination of central and peripheral clocks. *Annu Rev Physiol* 2010; **72**: 517-549.
2) Debono M, Ghobadi C, Rostami-Hodjegan A, *et al*: Modified-release hydrocortisone to provide circadian cortisol profiles. *J Clin Endocrinol Metab* 2009; **94**: 1548-1554.
3) 鳥光拓人，木内謙一郎，栗原勲，他：副腎皮質ホルモンの概日リズムと内分泌代謝恒常性．臨化 2021；**50**：337-344.
4) Pickup ME: Clinical pharmacokinetics of prednisone and prednisolone. *Clin Pharmacokinet* 1979; **4**: 111-128.
5) 桑島勢津子：経口投与によるプレドニゾロンの生体内代謝について．金沢大学十全医学会雑誌 1983；**92**：645-658.

（小倉剛久）

附　録

主なステロイド薬一覧

附　録　主なステロイド薬一覧

1. 内服薬

成分名	規格		品名	メーカー名	薬価(円)
コルチゾン酢酸エステル	25 mg 1 錠		コートン® 錠 25 mg	日医工	15.60
ヒドロコルチゾン	10 mg 1 錠		コートリル® 錠 10 mg	ファイザー	7.40
フルドロコルチゾン酢酸エステル	0.1 mg 1 錠		フロリネフ® 錠 0.1 mg	サンドファーマ	207.50
デキサメタゾン	0.5 mg 1 錠		デカドロン® 錠 0.5 mg	日医工	6.10
デキサメタゾン	4 mg 1 錠		レナデックス® 錠 4 mg	ブリストル・マイヤーズ　スクイブ	164.80
デキサメタゾン	4 mg 1 錠		デカドロン® 錠 4 mg	日医工	25.30
デキサメタゾン	0.01% 1 mL		デキサメタゾンエリキシル 0.01%「日新」	日新製薬（山形）	3.80
トリアムシノロン	4 mg 1 錠		レダコート® 錠 4 mg	アルフレッサファーマ	11.60
ベタメタゾン	0.1% 1 g		リンデロン® 散 0.1%	シオノギファーマ	21.70
ベタメタゾン	0.1% 1 g		ベタメタゾン散 0.1%「フソー」	扶桑薬品工業	16.60
ベタメタゾン	0.5 mg 1 錠	局	ベタメタゾン錠 0.5 mg「サワイ」	沢井製薬	10.40
ベタメタゾン	0.5 mg 1 錠	局	リンデロン® 錠 0.5 mg	シオノギファーマ	10.40
ベタメタゾン	0.01% 1 mL		リンデロン® シロップ 0.01%	シオノギファーマ	6.90
プレドニゾロン	1 mg 1 錠	局	プレドニゾロン錠	－	8.60
プレドニゾロン	2.5 mg 1 錠	局	プレドニゾロン錠	－	10.10
プレドニゾロン	5 mg 1 錠	局	プレドニゾロン錠	－	10.10
プレドニゾロン	1 g	局	プレドニゾロン	－	1,082.90
プレドニゾロン	1% 1 g		プレドニゾロン散「タケダ」1%	武田テバ薬品	6.70
メチルプレドニゾロン	2 mg 1 錠		メドロール® 錠 2 mg	ファイザー	6.10
メチルプレドニゾロン	4 mg 1 錠		メドロール® 錠 4 mg	ファイザー	9.60

つづく

成分名	規格	品名	メーカー名	薬価(円)
ベタメタゾン・d-クロルフェニラミンマレイン酸塩	1 錠	エンペラシン® 配合錠	沢井製薬	6.10
ベタメタゾン・d-クロルフェニラミンマレイン酸塩	1 錠	サクコルチン® 配合錠	日医工	6.10
ベタメタゾン・d-クロルフェニラミンマレイン酸塩	1 錠	セレスタミン® 配合錠	高田製薬	8.00
ベタメタゾン・d-クロルフェニラミンマレイン酸塩	1 錠	ヒスタブロック® 配合錠	共和薬品工業	6.10
ベタメタゾン・d-クロルフェニラミンマレイン酸塩	1 錠	プラデスミン® 配合錠	日医工岐阜工場	6.10
ベタメタゾン・d-クロルフェニラミンマレイン酸塩	1 錠	ベタセレミン® 配合錠	東和薬品	6.10
ベタメタゾン・d-クロルフェニラミンマレイン酸塩	1 mL	セレスタミン® 配合シロップ	高田製薬	5.50

2. 注射薬

成分名	規格	品名	メーカー名	薬価(円)
ヒドロコルチゾンコハク酸エステルナトリウム	100 mg 1 瓶（溶解液付）	ソル・コーテフ® 注射用 100 mg	ファイザー	264
ヒドロコルチゾンコハク酸エステルナトリウム	250 mg 1 瓶（溶解液付）	ソル・コーテフ® 静注用 250 mg	ファイザー	833
ヒドロコルチゾンコハク酸エステルナトリウム	500 mg 1 瓶（溶解液付）	ソル・コーテフ® 静注用 500 mg	ファイザー	1,100
ヒドロコルチゾンリン酸エステルナトリウム	100 mg 2 mL 1 管	ヒドロコルチゾンリン酸エステル Na 静注液 100 mg「AFP」	共創未来ファーマ	191
ヒドロコルチゾンリン酸エステルナトリウム	100 mg 2 mL 1 瓶	水溶性ハイドロコートン® 注射液 100 mg	日医工	495
ヒドロコルチゾンリン酸エステルナトリウム	500 mg 10 mL 1 瓶	水溶性ハイドロコートン® 注射液 500 mg	日医工	1,782

つづく

附録 主なステロイド薬一覧

内服薬・注射薬　197

成分名	規格	品名	メーカー名	薬価（円）
ヒドロコルチゾンリン酸エステルナトリウム	500 mg 10 mL 1 瓶	ヒドロコルチゾンリン酸エステル Na 静注液 500 mg「AFP」	共創未来ファーマ	715
トリアムシノロンアセトニド	10 mg 1 mL バイアル	ケナコルト-A® 皮内用関節腔内用水懸注 50 mg/5 mL	ブリストル・マイヤーズ　スクイブ	200
トリアムシノロンアセトニド	40 mg 1 瓶	ケナコルト-A® 筋注用関節腔内用水懸注 40 mg/1 mL	ブリストル・マイヤーズ　スクイブ	785
ベタメタゾンリン酸エステルナトリウム	2 mg 1 管	リンデロン® 注 2 mg（0.4%）	シオノギファーマ	169
ベタメタゾンリン酸エステルナトリウム	2 mg 1 管	リノロサール® 注射液 2 mg（0.4%）	わかもと製薬	61
ベタメタゾンリン酸エステルナトリウム	4 mg 1 管	リンデロン® 注 4 mg（0.4%）	シオノギファーマ	272
ベタメタゾンリン酸エステルナトリウム	4 mg 1 管	リノロサール® 注射液 4 mg（0.4%）	わかもと製薬	83
ベタメタゾンリン酸エステルナトリウム	20 mg 1 管	リンデロン® 注 20 mg（0.4%）	シオノギファーマ	1,285
ベタメタゾンリン酸エステルナトリウム	20 mg 1 管	リノロサール® 注射液 20 mg（0.4%）	わかもと製薬	420
ベタメタゾンリン酸エステルナトリウム	20 mg 1 mL 1 管	リンデロン® 注 20 mg（2%）	シオノギファーマ	1,325
ベタメタゾンリン酸エステルナトリウム	100 mg 5 mL 1 管	リンデロン® 注 100 mg（2%）	シオノギファーマ	3,800
デキサメタゾンリン酸エステルナトリウム	1.65 mg 0.5 mL 1 管	デカドロン® 注射液 1.65 mg	サンドファーマ	108
デキサメタゾンリン酸エステルナトリウム	1.65 mg 0.5 mL 1 管	デキサート® 注射液 1.65 mg	富士製薬工業	108
デキサメタゾンリン酸エステルナトリウム	1.9 mg 0.5 mL 1 管	オルガドロン® 注射液 1.9 mg	サンドファーマ	99
デキサメタゾンリン酸エステルナトリウム	3.3 mg 1 mL 1 管	デカドロン® 注射液 3.3 mg	サンドファーマ	173
デキサメタゾンリン酸エステルナトリウム	3.3 mg 1 mL 1 管	デキサート® 注射液 3.3 mg	富士製薬工業	173

つづく

成分名	規格	品名	メーカー名	薬価(円)
デキサメタゾンリン酸エステルナトリウム	3.8 mg 1 mL 1 管	オルガドロン®注射液 3.8 mg	サンドファーマ	157
デキサメタゾンリン酸エステルナトリウム	6.6 mg 2 mL 1 瓶	デカドロン®注射液 6.6 mg	サンドファーマ	194
デキサメタゾンリン酸エステルナトリウム	6.6 mg 2 mL 1 瓶	デキサート®注射液 6.6 mg	富士製薬工業	197
デキサメタゾンリン酸エステルナトリウム	19 mg 5 mL 1 瓶	オルガドロン®注射液 19 mg	サンドファーマ	728
デキサメタゾンパルミチン酸エステル	2.5 mg 1 mL 1 管	リメタゾン®静注 2.5 mg	田辺三菱製薬	1,818
ベタメタゾン酢酸エステル・ベタメタゾンリン酸エステルナトリウム	2.5 mg 1 管	リンデロン®懸濁注	シオノギファーマ	208
メチルプレドニゾロンコハク酸エステルナトリウム	40 mg 1 瓶 (溶解液付)	ソル・メドロール® 静注用 40 mg	ファイザー	279
メチルプレドニゾロンコハク酸エステルナトリウム	125 mg 1 瓶 (溶解液付)	ソル・メドロール® 静注用 125 mg	ファイザー	605
メチルプレドニゾロンコハク酸エステルナトリウム	500 mg 1 瓶 (溶解液付)	ソル・メドロール® 静注用 500 mg	ファイザー	1,668
メチルプレドニゾロンコハク酸エステルナトリウム	1 g 1 瓶 (溶解液付)	ソル・メドロール® 静注用 1000 mg	ファイザー	2,907
メチルプレドニゾロン酢酸エステル	20 mg 1 mL 1 瓶	デポ・メドロール® 水懸注 20 mg	ファイザー	196
メチルプレドニゾロン酢酸エステル	40 mg 1 mL 1 瓶	デポ・メドロール® 水懸注 40 mg	ファイザー	372
プレドニゾロンコハク酸エステルナトリウム	10 mg 1 管　局	注射用プレドニゾロンコハク酸エステルナトリウム	―	205
プレドニゾロンコハク酸エステルナトリウム	20 mg 1 管　局	注射用プレドニゾロンコハク酸エステルナトリウム	―	281
プレドニゾロンコハク酸エステルナトリウム	50 mg 1 管　局	注射用プレドニゾロンコハク酸エステルナトリウム	―	550

附録　主なステロイド薬一覧

注射薬　199

3. 外用薬

成分名	規格	品名	メーカー名	薬価(円)
眼科用薬				
デキサメタゾン	0.05% 1 g	サンテゾーン®0.05%眼軟膏	参天製薬	42.50
デキサメタゾン	0.1% 1 g	デキサメタゾン眼軟膏0.1%「ニットー」	日東メディック	32.90
デキサメタゾンメタスルホ安息香酸エステルナトリウム	0.02% 1 mL	デキサメタゾンメタスルホ安息香酸エステルナトリウム 0.02% 1 mL 点眼液	—	13.20
デキサメタゾンメタスルホ安息香酸エステルナトリウム	0.02% 1 mL	サンテゾーン® 点眼液(0.02%)	参天製薬	18.50
デキサメタゾンメタスルホ安息香酸エステルナトリウム	0.05% 1 mL	デキサメタゾンメタスルホ安息香酸エステルナトリウム 0.05% 1 mL 点眼液	—	18.50
デキサメタゾンメタスルホ安息香酸エステルナトリウム	0.1% 1 mL	サンテゾーン® 点眼液(0.1%)	参天製薬	35.20
デキサメタゾンメタスルホ安息香酸エステルナトリウム	0.1% 1 mL	D・E・X点眼液0.1%「ニットー」	日東メディック	24.70
デキサメタゾンメタスルホ安息香酸エステルナトリウム	0.1% 1 mL	ビジュアリン® 眼科耳鼻科用液 0.1%	千寿製薬	29.20
デキサメタゾンリン酸エステルナトリウム	0.1% 1 mL	オルガドロン® 点眼・点耳・点鼻液 0.1%	サンドファーマ	33.90
フルオロメトロン	0.02% 1 mL	フルオロメトロン0.02% 1 mL 点眼液	—	18.50
フルオロメトロン	0.02% 1 mL	フルメトロン点眼液0.02%	参天製薬	24.20
フルオロメトロン	0.02% 1 mL	フルオロメトロン点眼液0.02%「わかもと」	わかもと製薬	26.90
フルオロメトロン	0.05% 1 mL	フルオロメトロン0.05% 1 mL 点眼液	—	18.50
フルオロメトロン	0.1% 1 mL	フルオロメトロン0.1% 1 mL 点眼液	—	18.50

つづく

成分名	規格	品名	メーカー名	薬価(円)
フルオロメトロン	0.1% 1 mL	フルメトロン®点眼液 0.1%	参天製薬	28.00
プレドニゾロン酢酸エステル	0.25% 1 g	プレドニン®眼軟膏	シオノギファーマ	83.90
ベタメタゾンリン酸エステルナトリウム	0.01% 1 mL	リンデロン®点眼液 0.01%	シオノギファーマ	30.90
ベタメタゾンリン酸エステルナトリウム	0.1% 1 mL	ベタメタゾンリン酸エステルナトリウム 0.1%点眼点耳点鼻液	—	13.00
ベタメタゾンリン酸エステルナトリウム	0.1% 1 mL	リノロサール®眼科耳鼻科用液 0.1%	わかもと製薬	32.20
ベタメタゾンリン酸エステルナトリウム	0.1% 1 mL	リンデロン®点眼・点耳・点鼻液 0.1%	シオノギファーマ	49.10
ベタメタゾンリン酸エステルナトリウム	0.1% 1 mL	ベタメタゾンリン酸エステル Na・PF 眼耳鼻科用液 0.1%「日点」	ロートニッテン	32.20

腸疾患治療薬

成分名	規格	品名	メーカー名	薬価(円)
ベタメタゾン	0.5 mg 1 個	リンデロン®坐剤 0.5 mg	シオノギファーマ	38.50
ベタメタゾン	1 mg 1 個	リンデロン®坐剤 1.0 mg	シオノギファーマ	51.30
ベタメタゾンリン酸エステルナトリウム	1.975 mg 1 個	ステロネマ®注腸 1.5 mg	日医工	271.70
ベタメタゾンリン酸エステルナトリウム	3.95 mg 1 個	ステロネマ®注腸 3 mg	日医工	319.50
プレドニゾロンリン酸エステルナトリウム	20 mg 1 個	プレドネマ®注腸 20 mg	杏林製薬	384.90

皮膚科用剤

成分名	規格	品名	メーカー名	薬価(円)
プレドニゾロン	0.5% 1 g	プレドニゾロン軟膏 0.5%「VTRS」	ヴィアトリス・ヘルスケア	8.90
プレドニゾロン	0.5% 1 g	プレドニゾロンクリーム 0.5%「YD」	陽進堂	8.90
プレドニゾロン	0.5% 1 g	プレドニゾロンクリーム 0.5%「テイコク」	帝國製薬	8.90
プレドニゾロン	0.5% 1 g	プレドニゾロンクリーム 0.5%「TCK」	辰巳化学	8.90

つづく

成分名	規格	品名	メーカー名	薬価(円)
クロベタゾールプロピオン酸エステル	0.05% 1 g	クロベタゾールプロピオン酸エステル 0.05%軟膏	―	11.70
クロベタゾールプロピオン酸エステル	0.05% 1 g	デルモベート® 軟膏 0.05%	グラクソ・スミスクライン	14.60
クロベタゾールプロピオン酸エステル	0.05% 1 g	グリジール® 軟膏 0.05%	佐藤製薬	17.00
クロベタゾールプロピオン酸エステル	0.05% 1 g	クロベタゾールプロピオン酸エステル 0.05%クリーム	―	11.70
クロベタゾールプロピオン酸エステル	0.05% 1 g	デルモベート® クリーム 0.05%	グラクソ・スミスクライン	14.60
クロベタゾールプロピオン酸エステル	0.05% 1 g	グリジール® クリーム 0.05%	佐藤製薬	17.00
クロベタゾールプロピオン酸エステル	0.05% 1 g	クロベタゾールプロピオン酸エステルクリーム 0.05%「ラクール」	東光薬品工業	16.70
クロベタゾールプロピオン酸エステル	0.05% 1 g	デルモベート® スカルプローション 0.05%	グラクソ・スミスクライン	14.40
クロベタゾールプロピオン酸エステル	0.05% 1 g	グリジール® スカルプローション 0.05%	佐藤製薬	17.40
クロベタゾールプロピオン酸エステル	0.05% 1 g	クロベタゾールプロピオン酸エステルローション 0.05%「MYK」	前田薬品工業	12.80
クロベタゾールプロピオン酸エステル	0.05% 1 g	クロベタゾールプロピオン酸エステルローション 0.05%「イワキ」	岩城製薬	17.40
クロベタゾールプロピオン酸エステル	0.05% 1 g	クロベタゾールプロピオン酸エステルローション 0.05%「ラクール」	東光薬品工業	16.70
クロベタゾールプロピオン酸エステル	0.05% 1 g	コムクロ® シャンプー 0.05%	マルホ	18.30
ヒドロコルチゾン酪酸エステル	0.1% 1 g	ロコイド® 軟膏 0.1%	鳥居薬品	14.90
ヒドロコルチゾン酪酸エステル	0.1% 1 g	ロコイド® クリーム 0.1%	鳥居薬品	14.90
アムシノニド	0.1% 1 g	ビスダーム® 軟膏 0.1%	帝國製薬	25.40

つづく

成分名	規格	品名	メーカー名	薬価(円)
アムシノニド	0.1% 1 g	ビスダーム® クリーム 0.1%	帝國製薬	25.40
プレドニゾロン吉草酸エステル酢酸エステル	0.3% 1 g	スピラゾン® 軟膏 0.3%	岩城製薬	14.70
プレドニゾロン吉草酸エステル酢酸エステル	0.3% 1 g	リドメックスコーワ軟膏 0.3%	興和	14.70
プレドニゾロン吉草酸エステル酢酸エステル	0.3% 1 g	プレドニゾロン吉草酸エステル酢酸エステル軟膏 0.3%「YD」	陽進堂	13.40
プレドニゾロン吉草酸エステル酢酸エステル	0.3% 1 g	プレドニゾロン吉草酸エステル酢酸エステル軟膏 0.3%「TCK」	辰巳化学	7.70
プレドニゾロン吉草酸エステル酢酸エステル	0.3% 1 g	スピラゾン® クリーム 0.3%	岩城製薬	14.70
プレドニゾロン吉草酸エステル酢酸エステル	0.3% 1 g	リドメックスコーワクリーム 0.3%	興和	14.70
プレドニゾロン吉草酸エステル酢酸エステル	0.3% 1 g	プレドニゾロン吉草酸エステル酢酸エステルクリーム 0.3%「YD」	陽進堂	13.40
プレドニゾロン吉草酸エステル酢酸エステル	0.3% 1 g	プレドニゾロン吉草酸エステル酢酸エステルクリーム 0.3%「TCK」	辰巳化学	7.70
プレドニゾロン吉草酸エステル酢酸エステル	0.3% 1 g	スピラゾン® ローション 0.3%	岩城製薬	14.70
プレドニゾロン吉草酸エステル酢酸エステル	0.3% 1 g	リドメックスコーワローション 0.3%	興和	14.70
酪酸プロピオン酸ヒドロコルチゾン	0.1% 1 g	パンデル® 軟膏 0.1%	大正製薬	16.70
酪酸プロピオン酸ヒドロコルチゾン	0.1% 1 g	パンデル® クリーム 0.1%	大正製薬	16.70
酪酸プロピオン酸ヒドロコルチゾン	0.1% 1 mL	パンデル® ローション 0.1%	大正製薬	16.70
クロベタゾン酪酸エステル	0.05% 1 g	クロベタゾン酪酸エステル 0.05%軟膏	―	7.90
クロベタゾン酪酸エステル	0.05% 1 g	キンダベート® 軟膏 0.05%	グラクソ・スミスクライン	13.80

つづく

外用薬　203

成分名	規格	品名	メーカー名	薬価(円)
クロベタゾン酪酸エステル	0.05% 1 g	クロベタゾン酪酸エステル軟膏 0.05%「テイコク」	帝國製薬	12.00
クロベタゾン酪酸エステル	0.05% 1 g	クロベタゾン酪酸エステル軟膏 0.05%「イワキ」	岩城製薬	16.30
クロベタゾン酪酸エステル	0.05% 1 g	クロベタゾン酪酸エステル軟膏 0.05%「ラクール」	東光薬品工業	16.70
クロベタゾン酪酸エステル	0.05% 1 g	クロベタゾン酪酸エステルクリーム 0.05%「イワキ」	岩城製薬	16.30
クロベタゾン酪酸エステル	0.05% 1 g	クロベタゾン酪酸エステルローション 0.05%「イワキ」	岩城製薬	16.30
ジフロラゾン酢酸エステル	0.05% 1 g	ダイアコート® 軟膏 0.05%	帝國製薬	10.90
ジフロラゾン酢酸エステル	0.05% 1 g	ジフロラゾン酢酸エステル軟膏 0.05%「YD」	陽進堂	11.70
ジフロラゾン酢酸エステル	0.05% 1 g	ダイアコート® クリーム 0.05%	帝國製薬	10.90
ジフロラゾン酢酸エステル	0.05% 1 g	ジフロラゾン酢酸エステルクリーム 0.05%「YD」	陽進堂	11.70
デキサメタゾン吉草酸エステル	0.12% 1 g	ボアラ® 軟膏 0.12%	マルホ	11.30
デキサメタゾン吉草酸エステル	0.12% 1 g	ボアラ® クリーム 0.12%	マルホ	11.30
ジフルプレドナート	0.05% 1 g	マイザー® 軟膏 0.05%	田辺三菱製薬	11.10
ジフルプレドナート	0.05% 1 g	ジフルプレドナート軟膏 0.05%「MYK」	前田薬品工業	13.00
ジフルプレドナート	0.05% 1 g	ジフルプレドナート軟膏 0.05%「イワキ」	岩城製薬	13.00
ジフルプレドナート	0.05% 1 g	マイザー® クリーム 0.05%	田辺三菱製薬	11.10
ジフルプレドナート	0.05% 1 g	ジフルプレドナートクリーム 0.05%「イワキ」	岩城製薬	13.00

つづく

成分名	規格	品名	メーカー名	薬価(円)
ジフルプレドナート	0.05% 1 g	ジフルプレドナートローション 0.05%「MYK」	前田薬品工業	13.00
デキサメタゾンプロピオン酸エステル	0.1% 1 g	デキサメタゾンプロピオン酸エステル 0.1%軟膏	―	7.30
デキサメタゾンプロピオン酸エステル	0.1% 1 g	メサデルム® 軟膏0.1%	岡山大鵬薬品	9.60
デキサメタゾンプロピオン酸エステル	0.1% 1 g	デキサメタゾンプロピオン酸エステル 0.1%クリーム	―	7.30
デキサメタゾンプロピオン酸エステル	0.1% 1 g	メサデルム® クリーム0.1%	岡山大鵬薬品	9.60
デキサメタゾンプロピオン酸エステル	0.1% 1 g	デキサメタゾンプロピオン酸エステル 0.1%ローション	―	7.30
デキサメタゾンプロピオン酸エステル	0.1% 1 g	メサデルム® ローション0.1%	岡山大鵬薬品	9.60
アルクロメタゾンプロピオン酸エステル	0.1% 1 g	アルメタ® 軟膏	シオノギファーマ	20.60
アルクロメタゾンプロピオン酸エステル	0.1% 1 g	アルクロメタゾンプロピオン酸エステル軟膏0.1%「イワキ」	岩城製薬	28.30
デプロドンプロピオン酸エステル	0.3% 1 g	エクラー® 軟膏 0.3%	久光製薬	12.60
デプロドンプロピオン酸エステル	0.3% 1 g	エクラー® クリーム0.3%	久光製薬	12.60
デプロドンプロピオン酸エステル	0.3% 1 g	エクラー® ローション0.3%	久光製薬	12.60
デプロドンプロピオン酸エステル	(1.5 mg)7.5 cm × 10 cm	エクラー® プラスター20 µg/cm^2	久光製薬	37.70
ベタメタゾン酪酸エステルプロピオン酸エステル	0.05% 1 g	ベタメタゾン酪酸エステルプロピオン酸エステル 0.05%軟膏	―	18.90
ベタメタゾン酪酸エステルプロピオン酸エステル	0.05% 1 g	サレックス® 軟膏0.05%	岩城製薬	18.90

つづく

成分名	規格	品名	メーカー名	薬価(円)
ベタメタゾン酪酸エステル プロピオン酸エステル	0.05% 1 g	アンテベート®軟膏 0.05%	鳥居薬品	18.90
ベタメタゾン酪酸エステル プロピオン酸エステル	0.05% 1 g	ベタメタゾン酪酸エス テルプロピオン酸エス テル軟膏 0.05%「MYK」	前田薬品工業	18.90
ベタメタゾン酪酸エステル プロピオン酸エステル	0.05% 1 g	サレックス®クリーム 0.05%	岩城製薬	18.90
ベタメタゾン酪酸エステル プロピオン酸エステル	0.05% 1 g	アンテベート®クリー ム 0.05%	鳥居薬品	18.90
ベタメタゾン酪酸エステル プロピオン酸エステル	0.05% 1 g	ベタメタゾン酪酸エス テルプロピオン酸エス テルクリーム 0.05% 「MYK」	前田薬品工業	18.90
ベタメタゾン酪酸エステル プロピオン酸エステル	0.05% 1 g	ベタメタゾン酪酸エス テルプロピオン酸エス テル 0.05%ローション	―	18.90
ベタメタゾン酪酸エステル プロピオン酸エステル	0.05% 1 g	アンテベート®ロー ション 0.05%	鳥居薬品	18.90
ベタメタゾン酪酸エステル プロピオン酸エステル	0.05% 1 g	ベタメタゾン酪酸エス テルプロピオン酸エス テルローション 0.05% 「MYK」	前田薬品工業	18.90
モメタゾンフランカルボン 酸エステル	0.1% 1 g	フルメタ®軟膏	シオノギファーマ	17.90
モメタゾンフランカルボン 酸エステル	0.1% 1 g	モメタゾンフランカル ボン酸エステル軟膏 0.1%「イワキ」	岩城製薬	20.10
モメタゾンフランカルボン 酸エステル	0.1% 1 g	フルメタ®クリーム	シオノギファーマ	17.90
モメタゾンフランカルボン 酸エステル	0.1% 1 g	モメタゾンフランカル ボン酸エステルクリー ム 0.1%「イワキ」	岩城製薬	20.10
モメタゾンフランカルボン 酸エステル	0.1% 1 g	フルメタ®ローション	シオノギファーマ	17.90
モメタゾンフランカルボン 酸エステル	0.1% 1 g	モメタゾンフランカル ボン酸エステルロー ション 0.1%「イワキ」	岩城製薬	20.10
オキシテトラサイクリン塩 酸塩・ヒドロコルチゾン	1 g	テラ・コートリル®軟 膏	陽進堂	27.20

つづく

成分名	規格		品名	メーカー名	薬価(円)
フルオシノロンアセトニド・フラジオマイシン硫酸塩	1 g		フルコート®F 軟膏	田辺三菱製薬	22.30
ベタメタゾン吉草酸エステル・フラジオマイシン硫酸塩	1 g		ベトネベート®N 軟膏	グラクソ・スミスクライン	17.90
ベタメタゾン吉草酸エステル・フラジオマイシン硫酸塩	1 g		ベトネベート®N クリーム	グラクソ・スミスクライン	17.90
ベタメタゾン吉草酸エステル・ゲンタマイシン硫酸塩	1 g	局	デルモゾール®G 軟膏	岩城製薬	27.70
ベタメタゾン吉草酸エステル・ゲンタマイシン硫酸塩	1 g	局	リンデロン®-VG 軟膏 0.12%	シオノギファーマ	27.70
ベタメタゾン吉草酸エステル・ゲンタマイシン硫酸塩	1 g	局	ルリクール®VG 軟膏 0.12%	東和薬品	26.50
ベタメタゾン吉草酸エステル・ゲンタマイシン硫酸塩	1 g	局	デキサン VG 軟膏 0.12%	富士製薬工業	27.70
ベタメタゾン吉草酸エステル・ゲンタマイシン硫酸塩	1 g	局	ベトノバール®G 軟膏 0.12%	佐藤製薬	27.70
ベタメタゾン吉草酸エステル・ゲンタマイシン硫酸塩	1 g	局	デルモゾール®G クリーム	岩城製薬	27.70
ベタメタゾン吉草酸エステル・ゲンタマイシン硫酸塩	1 g	局	リンデロン®-VG クリーム 0.12%	シオノギファーマ	27.70
ベタメタゾン吉草酸エステル・ゲンタマイシン硫酸塩	1 g	局	ベトノバール®G クリーム 0.12%	佐藤製薬	27.70
ベタメタゾン吉草酸エステル・ゲンタマイシン硫酸塩	1 mL		デルモゾール®G ローション	岩城製薬	27.70
ベタメタゾン吉草酸エステル・ゲンタマイシン硫酸塩	1 mL		リンデロン®-VG ローション	シオノギファーマ	27.70

気管支喘息治療薬

成分名	規格		品名	メーカー名	薬価(円)
フルチカゾンプロピオン酸エステル	50 µg 60ブリスター1個		フルタイド 50 ディスカス	グラクソ・スミスクライン	646.50
フルチカゾンプロピオン酸エステル	100 µg 60ブリスター1個		フルタイド 100 ディスカス	グラクソ・スミスクライン	950.00
フルチカゾンプロピオン酸エステル	200 µg 60ブリスター1個		フルタイド 200 ディスカス	グラクソ・スミスクライン	1,247.60

つづく

成分名	規格	品名	メーカー名	薬価(円)
フルチカゾンプロピオン酸エステル	8.83 mg 10.6 g 1 瓶	フルタイド 50 µg エアゾール 120 吸入用	グラクソ・スミスクライン	891.70
フルチカゾンプロピオン酸エステル	11.67 mg 7.0 g 1 瓶	フルタイド 100 µg エアゾール 60 吸入用	グラクソ・スミスクライン	952.50
ブデソニド	11.2 mg 1 瓶 (100 µg)	パルミコート®100 µg タービュヘイラー112 吸入	アストラゼネカ	911.60
ブデソニド	11.2 mg 1 瓶 (200 µg)	パルミコート®200 µg タービュヘイラー56 吸入	アストラゼネカ	911.60
ブデソニド	22.4 mg 1 瓶 (200 µg)	パルミコート®200 µg タービュヘイラー112 吸入	アストラゼネカ	1,138.60
ブデソニド	0.25 mg 2 mL 1 管	パルミコート® 吸入液 0.25 mg	アストラゼネカ	104.90
ブデソニド	0.25 mg 2 mL 1 管	ブデソニド吸入液 0.25 mg「武田テバ」	武田テバファーマ	39.60
ブデソニド	0.5 mg 2 mL 1 管	パルミコート® 吸入液 0.5 mg	アストラゼネカ	142.50
ブデソニド	0.5 mg 2 mL 1 管	ブデソニド吸入液 0.5 mg「武田テバ」	武田テバファーマ	58.40
シクレソニド	5.6 mg 6.6 g 1 キット	オルベスコ®50 µg インヘラー112 吸入用	帝人ファーマ	962.30
シクレソニド	11.2 mg 6.6 g 1 キット	オルベスコ®100 µg インヘラー112 吸入用	帝人ファーマ	1,256.90
シクレソニド	5.6 mg 3.3 g 1 キット	オルベスコ®100 µg インヘラー56 吸入用	帝人ファーマ	898.50
シクレソニド	11.2 mg 3.3 g 1 キット	オルベスコ®200 µg インヘラー56 吸入用	帝人ファーマ	1,112.10
モメタゾンフランカルボン酸エステル	6 mg 1 キット (100 µg)	アズマネックス®ツイストヘラー100 µg 60 吸入	オルガノン	1,087.60
モメタゾンフランカルボン酸エステル	12 mg 1 キット (200 µg)	アズマネックス®ツイストヘラー200 µg 60 吸入	オルガノン	1,366.90

つづく

成分名	規格	品名	メーカー名	薬価(円)
フルチカゾンフランカルボン酸エステル	30吸入 1キット	アニュイティ100 µg エリプタ30吸入用	グラクソ・スミスクライン	1,301.20
フルチカゾンフランカルボン酸エステル	30吸入 1キット	アニュイティ200 µg エリプタ30吸入用	グラクソ・スミスクライン	1,683.50
サルメテロールキシナホ酸塩・フルチカゾンプロピオン酸エステル	28ブリスター 1キット	アドエア100ディスカス28吸入用	グラクソ・スミスクライン	1,593.00
サルメテロールキシナホ酸塩・フルチカゾンプロピオン酸エステル	28ブリスター 1キット	アドエア250ディスカス28吸入用	グラクソ・スミスクライン	1,865.80
サルメテロールキシナホ酸塩・フルチカゾンプロピオン酸エステル	28ブリスター 1キット	アドエア500ディスカス28吸入用	グラクソ・スミスクライン	2,001.30
サルメテロールキシナホ酸塩・フルチカゾンプロピオン酸エステル	60ブリスター 1キット	アドエア100ディスカス60吸入用	グラクソ・スミスクライン	3,111.10
サルメテロールキシナホ酸塩・フルチカゾンプロピオン酸エステル	60ブリスター 1キット	アドエア250ディスカス60吸入用	グラクソ・スミスクライン	3,625.30
サルメテロールキシナホ酸塩・フルチカゾンプロピオン酸エステル	60ブリスター 1キット	アドエア500ディスカス60吸入用	グラクソ・スミスクライン	3,952.10
サルメテロールキシナホ酸塩・フルチカゾンプロピオン酸エステル	12.0 g 1瓶	アドエア50エアゾール120吸入用	グラクソ・スミスクライン	3,282.10
サルメテロールキシナホ酸塩・フルチカゾンプロピオン酸エステル	12.0 g 1瓶	アドエア125エアゾール120吸入用	グラクソ・スミスクライン	3,983.80
サルメテロールキシナホ酸塩・フルチカゾンプロピオン酸エステル	12.0 g 1瓶	アドエア250エアゾール120吸入用	グラクソ・スミスクライン	4,354.50
ブデソニド・ホルモテロールフマル酸塩水和物	30吸入 1キット	シムビコート®タービュヘイラー30吸入	アストラゼネカ	1,487.70
ブデソニド・ホルモテロールフマル酸塩水和物	30吸入 1キット	ブデホル吸入粉末剤30吸入「JG」	日本ジェネリック	682.80
ブデソニド・ホルモテロールフマル酸塩水和物	30吸入 1キット	ブデホル吸入粉末剤30吸入「MYL」	東亜薬品	682.80
ブデソニド・ホルモテロールフマル酸塩水和物	30吸入 1キット	ブデホル®吸入粉末剤30吸入「ニプロ」	ニプロ	807.40

つづく

外用薬　209

成分名	規格	品名	メーカー名	薬価(円)
ブデソニド・ホルモテロールフマル酸塩水和物	60 吸入 1 キット	シムビコート®タービュヘイラー60 吸入	アストラゼネカ	2,535.30
ブデソニド・ホルモテロールフマル酸塩水和物	60 吸入 1 キット	ブデホル吸入粉末剤 60 吸入「JG」	日本ジェネリック	1,223.00
ブデソニド・ホルモテロールフマル酸塩水和物	60 吸入 1 キット	ブデホル吸入粉末剤 60 吸入「MYL」	東亜薬品	1,223.00
ブデソニド・ホルモテロールフマル酸塩水和物	60 吸入 1 キット	ブデホル® 吸入粉末剤 60 吸入「ニプロ」	ニプロ	1,468.00
フルチカゾンプロピオン酸エステル・ホルモテロールフマル酸塩水和物	56 吸入 1 瓶	フルティフォーム®50 エアゾール 56 吸入用	杏林製薬	2,017.70
フルチカゾンプロピオン酸エステル・ホルモテロールフマル酸塩水和物	56 吸入 1 瓶	フルティフォーム®125 エアゾール 56 吸入用	杏林製薬	2,176.40
フルチカゾンプロピオン酸エステル・ホルモテロールフマル酸塩水和物	120 吸入 1 瓶	フルティフォーム®50 エアゾール 120 吸入用	杏林製薬	4,169.00
フルチカゾンプロピオン酸エステル・ホルモテロールフマル酸塩水和物	120 吸入 1 瓶	フルティフォーム®125 エアゾール 120 吸入用	杏林製薬	4,340.40
ビランテロールトリフェニル酢酸塩・フルチカゾンフランカルボン酸エステル	14 吸入 1 キット	レルベア 100 エリプタ 14 吸入用	グラクソ・スミスクライン	2,422.90
ビランテロールトリフェニル酢酸塩・フルチカゾンフランカルボン酸エステル	14 吸入 1 キット	レルベア 200 エリプタ 14 吸入用	グラクソ・スミスクライン	2,495.50
ビランテロールトリフェニル酢酸塩・フルチカゾンフランカルボン酸エステル	30 吸入 1 キット	レルベア 100 エリプタ 30 吸入用	グラクソ・スミスクライン	4,829.90
ビランテロールトリフェニル酢酸塩・フルチカゾンフランカルボン酸エステル	30 吸入 1 キット	レルベア 200 エリプタ 30 吸入用	グラクソ・スミスクライン	5,220.80
ビランテロールトリフェニル酢酸塩・フルチカゾンフランカルボン酸エステル	14 吸入 1 キット	小児用レルベア 50 エリプタ 14 吸入用	グラクソ・スミスクライン	2,367.40
ビランテロールトリフェニル酢酸塩・フルチカゾンフランカルボン酸エステル	30 吸入 1 キット	小児用レルベア 50 エリプタ 30 吸入用	グラクソ・スミスクライン	4,846.80

つづく

成分名	規格	品名	メーカー名	薬価(円)
フルチカゾンフランカルボン酸エステル・ウメクリジニウム臭化物・ビランテロールトリフェニル酢酸塩	14 吸入1 キット	テリルジー100 エリプタ 14 吸入用	グラクソ・スミスクライン	4,020.70
フルチカゾンフランカルボン酸エステル・ウメクリジニウム臭化物・ビランテロールトリフェニル酢酸塩	30 吸入1 キット	テリルジー100 エリプタ 30 吸入用	グラクソ・スミスクライン	8,502.30
フルチカゾンフランカルボン酸エステル・ウメクリジニウム臭化物・ビランテロールトリフェニル酢酸塩	14 吸入1 キット	テリルジー200 エリプタ 14 吸入用	グラクソ・スミスクライン	4,568.80
フルチカゾンフランカルボン酸エステル・ウメクリジニウム臭化物・ビランテロールトリフェニル酢酸塩	30 吸入1 キット	テリルジー200 エリプタ 30 吸入用	グラクソ・スミスクライン	9,673.80
ブデソニド・グリコピロニウム臭化物・ホルモテロールフマル酸塩水和物	56 吸入1 キット	ビレーズトリ® エアロスフィア 56 吸入	アストラゼネカ	4,127.60
ブデソニド・グリコピロニウム臭化物・ホルモテロールフマル酸塩水和物	120 吸入1 キット	ビレーズトリ® エアロスフィア 120 吸入	アストラゼネカ	8,771.90
インダカテロール酢酸塩・モメタゾンフランカルボン酸エステル	1 カプセル	アテキュラ®吸入用カプセル低用量	ノバルティスファーマ	132.40
インダカテロール酢酸塩・モメタゾンフランカルボン酸エステル	1 カプセル	アテキュラ®吸入用カプセル中用量	ノバルティスファーマ	144.70
インダカテロール酢酸塩・モメタゾンフランカルボン酸エステル	1 カプセル	アテキュラ®吸入用カプセル高用量	ノバルティスファーマ	161.50
インダカテロール酢酸塩・グリコピロニウム臭化物・モメタゾンフランカルボン酸エステル	1 カプセル	エナジア®吸入用カプセル中用量	ノバルティスファーマ	290.30
インダカテロール酢酸塩・グリコピロニウム臭化物・モメタゾンフランカルボン酸エステル	1 カプセル	エナジア®吸入用カプセル高用量	ノバルティスファーマ	331.50

※薬価は 2025 年 4 月時点
〔2025 年 3 月 7 日官報より作成〕

附録 主なステロイド薬一覧

外用薬

索引

英数字

1 日投与量	175
1FTU	102
11βHSD1	101
11β-hydroxysteroid dehydrogenase type1	101
activator protein-1	14
adrenocorticotropic hormone	29
antidiuretic hormone	33
B 型肝炎	41
B 型肝炎再活性化	51
corticotropin-releasing hormone	29
COVID-19	161
cyclooxygenase	59
CYP3A4	154
genomic effect	11, 131, 171
glucocorticoid response element	14
glucocorticoid-induced adrenal insufficiency	95
growth hormone	32
IgA 腎症	116
immune-mediated inflammatory disease	2
inhibitor of NF-κB	16
interleukin-1β	15
mRNA ワクチン	111
non-genomic effect	11, 131
non-steroidal anti-inflammatory drugs	59
nuclear factor-kappa B	14
phospholipase A2	59
proton pump inhibitor	60
strongest	151
systemic lupus erythematosus	28
tumor necrosis factor-α	15

和文

あ

悪性腫瘍	126

い

インスリン	31
インスリン治療	82
インスリン抵抗性	80
インターロイキン-1β	15

え

炎症メディエーター	133

か

概日リズム	4, 189
開放隅角緑内障	86
外用	20

核内因子κB 他

核内因子κB	14
下垂体系	29
顎骨壊死	38
活性化蛋白質 1	14
眼圧測定	86
肝炎ウイルス検査	37
関節リウマチ	21, 140, 185

き

気管支喘息	28, 139, 185
偽痛風	2
吸収率	150
凝固因子活性	78
ギラン・バレー症候群	172

く

グルココルチコイド	17
グルココルチコイド応答領域	14
グルココルチコイド活性	128
グルココルチコイド作用	7, 142
グルココルチコイド受容体	11, 132

け

経口	20
結核	49
結核検査	38
結晶性関節炎	2
血糖調整ホルモン	31
幻覚 / 妄想	70
腱障害	24
減量	178

こ

抗 AQP4 抗体陽性視神経炎	76
抗炎症作用	2, 133, 137, 139
抗菌薬	159
高血圧	72
甲状腺ホルモン	32
後嚢下白内障	88
抗利尿ホルモン	33
高齢者	119
骨粗鬆症	41, 53
コルチコステロイド結合グロブリン	130
コルチゾール	51, 90

さ

剤形	148
サイトカインストーム	161
サイトメガロウイルス感染症	51
再燃	181
作用	17

し

シクロオキシゲナーゼ	59
脂質異常症	76
脂質代謝	74
視床下部	29
シトクロム P450 3A4	154
重症感染症	47
重症筋無力症	171
腫瘍壊死因子-α	15
消化性潰瘍	42, 59
小児	117
静脈血栓塞栓症	78
初期投与量	174
食道カンジダ症	63
心筋梗塞	78
深部体温リズム	5

す

スクリーニング検査	36
ステロイド	2
ステロイドカバー	8, 95
ステロイド糖尿病	82
ステロイド軟膏	148
ステロイドパルス療法	170
ステロイドミオパチー	123
ステロイド誘発性精神病	65
ステロイド誘発性副腎不全症	95
ステロイド離脱症候群	93
ステロイドレスポンダー	85
ストロンゲスト	151

せ

精神症状	66
精神神経ループス	165
成長障害	116
成長ホルモン	32
性ホルモン	33
セミパルス	170
漸減法	176
潜在性結核感染症	40
全身性エリテマトーデス	28, 140, 187
せん妄	66

そ

相互作用	23, 154
躁状態	69

た

対応表	129
胎児毒性	102
体内時計	4
胎盤移行性	101

ち

中止	183
注射	20
超日リズム	5

つ

痛風	2

と

等価換算	143
糖新生	80
投与法	179
特発性大腿骨頭壊死症	56
動脈血栓症	78

な

生ワクチン	109

に

ニューモシスチス肺炎	50

ね

ネフローゼ症候群	116

の

脳梗塞	78

は

ハーフパルス	170
敗血症	162
肺疾患関連検査	38
白内障	88

ひ

非結核性抗酸菌症	23
非ステロイド性抗炎症薬	59, 158
皮膚筋炎	178
日和見感染	48

ふ

副作用	26, 44
副作用モニタリング	44
副腎機能不全	137
副腎皮質刺激ホルモン	29
副腎皮質刺激ホルモン放出ホルモン	29
副腎不全	97
フレイル	120
プロスタグランジン	59
プロトンポンプ阻害薬	60

ほ

ホスホリパーゼ A_2	59
母体合併症	103
ホルモン	29

み

ミネラルコルチコイド作用	7

む

ムーンフェイス	114

め

免疫介在性炎症性疾患	2
免疫不全状態	108
免疫抑制作用	2, 135, 137

や

薬剤性無月経	121

よ

抑うつ状態	69
予防接種	108

り

リスク・ベネフィットバランス	178
リファンピシン	156
両側股関節痛	57
緑内障	84
リンパ系造血器疾患	138

れ

レニン-アンジオテンシン-アルドステロン系	96

わ

ワクチン	116, 159

- **JCOPY** 〈出版者著作権管理機構 委託出版物〉
  本書の無断複写は著作権法上での例外を除き禁じられています.
  複写される場合は, そのつど事前に, 出版者著作権管理機構
  （電話 03-5244-5088, FAX03-5244-5089, e-mail：info@jcopy.or.jp）
  の許諾を得てください.
- 本書を無断で複製（複写・スキャン・デジタルデータ化を含み
  ます）する行為は, 著作権法上での限られた例外（「私的使用の
  ための複製」など）を除き禁じられています. 大学・病院・企
  業などにおいて内部的に業務上使用する目的で上記行為を行う
  ことも, 私的使用には該当せず違法です. また, 私的使用のた
  めであっても, 代行業者等の第三者に依頼して上記行為を行う
  ことは違法です.

内服薬・外用薬・注射薬 まるっと理解
上手なステロイドの使い方 Q&A

ISBN978-4-7878-2708-1

2025 年 5 月 1 日　初版第 1 刷発行

編　　　集	亀田秀人	
発　行　者	藤実正太	
発　行　所	株式会社 診断と治療社	
	〒 100-0014　東京都千代田区永田町 2-14-2　山王グランドビル 4 階	
	TEL：03-3580-2750（編集）　03-3580-2770（営業）	
	FAX：03-3580-2776	
	E-mail：hen@shindan.co.jp（編集）	
	eigyobu@shindan.co.jp（営業）	
	URL：https://www.shindan.co.jp/	
表紙デザイン	長谷川真由美（株式会社 サンポスト）	
本文イラスト	小牧良次（イオジン）	
印刷・製本	日本ハイコム 株式会社	

© 株式会社 診断と治療社, 2025. Printed in Japan.　　　　　　　　　　[検印省略]
乱丁・落丁の場合はお取り替えいたします.